Die schönsten
Flecht
FRISUREN

Von schnell gemacht bis extravagant

INHALT

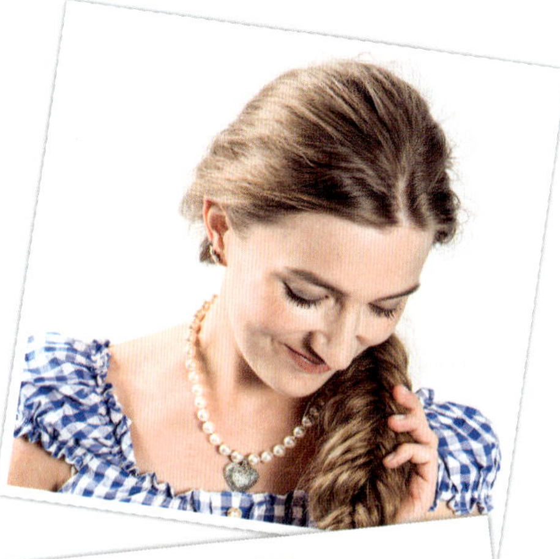

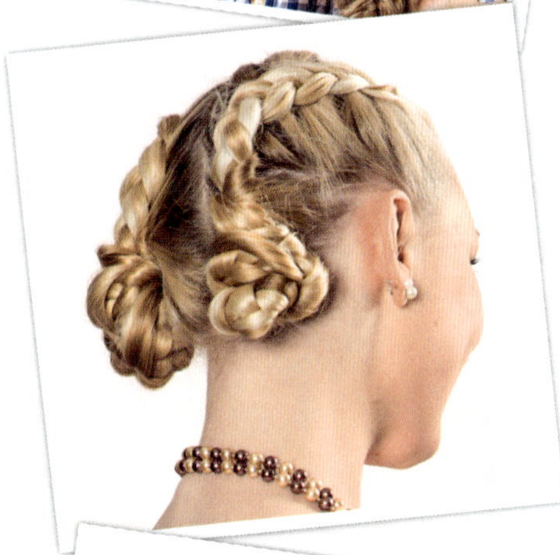

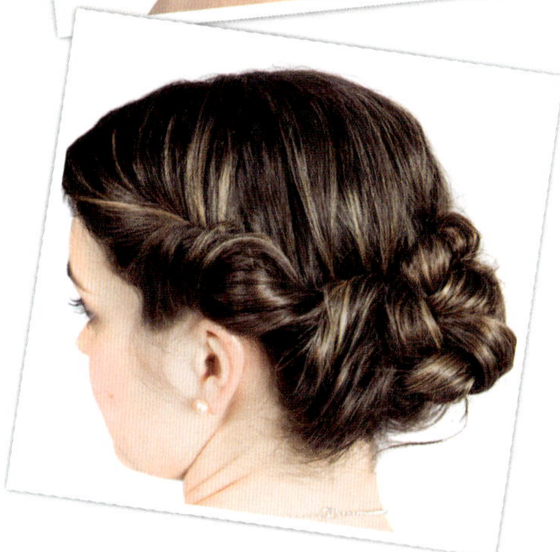

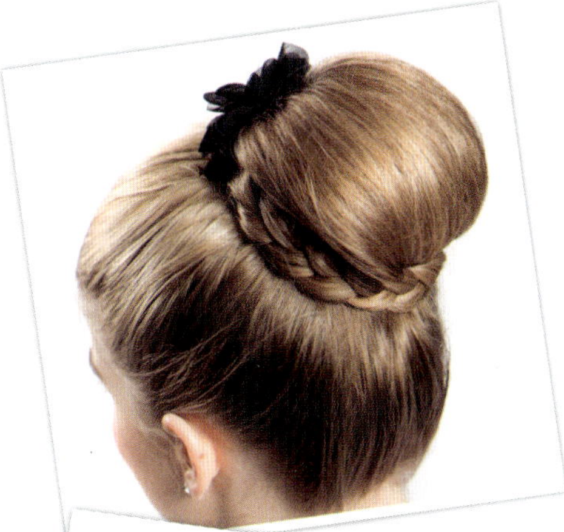
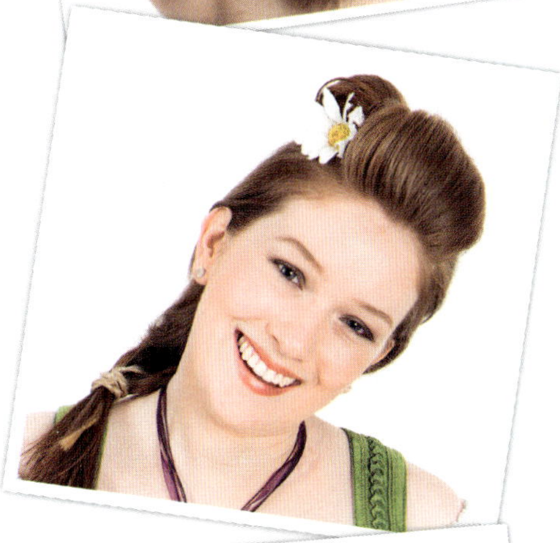
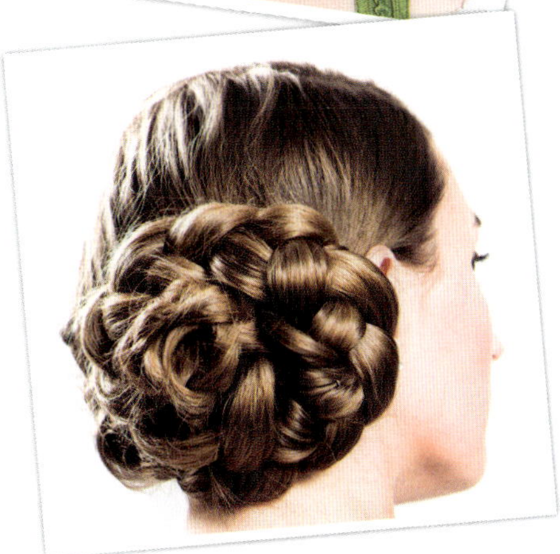

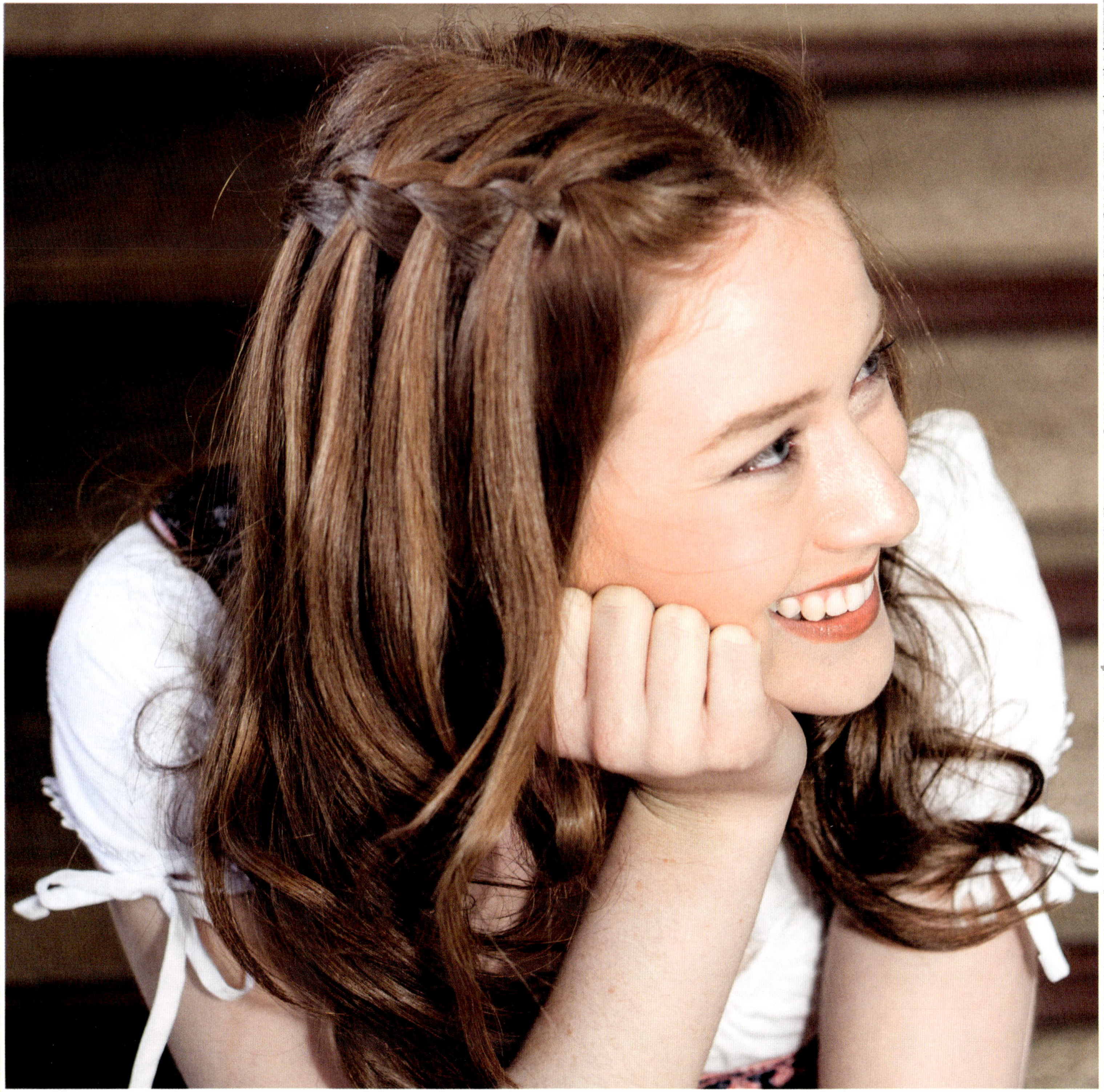

EINLEITUNG

Goethes Gretchen träumt in ihrem Zimmer „die Zöpfe flechtend und aufbindend" von Faust. Rapunzel aus Grimms Märchen benutzt ihr verlockend langes, zu einem Zopf geflochtenes Haar, um ihren Prinzen zu sich zu holen. Die Loreley treibt, das goldene Haar kämmend, mit ihrem Singen die Rheinschiffer in den Wahnsinn. Die österreichische Kaiserin Elisabeth verzaubert mit ihrer bis heute berühmten Sisi-Frisur nicht nur Franz Joseph, sondern ganz Europa. Die freche Pipi Langstrumpf zeigt mit ihren abstehenden roten Zöpfen ihren Witz und ihre Unabhängigkeit.

Seit je geht von langem, geflochtenem Haar ein Zauber aus. Weiblichkeit, Unschuld und Sinnlichkeit verflechten sich hier zu einmaliger Schönheit.

Tatsächlich sind Flechtfrisuren so alt wie die Menschheit: Eine auf die Zeit um 3500 v. Chr. datierte Felsenmalerei in der Sahara zeigt eine stillende Mutter mit geflochtenen Zöpfen; altägyptische Darstellungen, griechische und römische Statuen erzählen von Frauen mit vielfältigen Flechtfrisuren und aufwendigen Zöpfen.

Rückt der Fokus in der zweiten Hälfte des 20. Jahrhunderts eher auf die Emanzipation von alten Zöpfen, auf praktische und bequeme Frisuren, so geht der Trend im neuen Jahrtausend wieder hin zum geflochtenen Kopfschmuck. Models, Stars und Modemacher bedienen sich der traditionellen Techniken und setzen neue Trends. Nicht nur zur Wiesnzeit ist die Flechtfrisur in.

In diesem Buch erfahren Sie alles rund ums Flechten. Zahlreiche Step-by-Step-Fotos und schrittgenaue Anleitungen erleichtern das Nacharbeiten. Mit ein wenig Übung und zahlreichen Tipps zu den gängigsten Techniken und zur individuellen Gestaltung bändigen Sie jede Löwenmähne bzw. machen aus jedem Haar einen tollen Zopf!

Zu jeder Frisur im Buch finden Sie außerdem Hinweise zum Schwierigkeitsgrad und Empfehlungen für die Haarlänge.

Geflochten, gesteckt oder gezwirbelt, lässig zur Jeans, zünftig im Dirndl oder elegant im Abendkleid, schnell fürs Büro, fesch für die Wiesn oder extravagant für den Abend: Mit den Frisuren aus diesem Buch bekommen Sie und Ihr Haar einen ganz besonderen Auftritt.

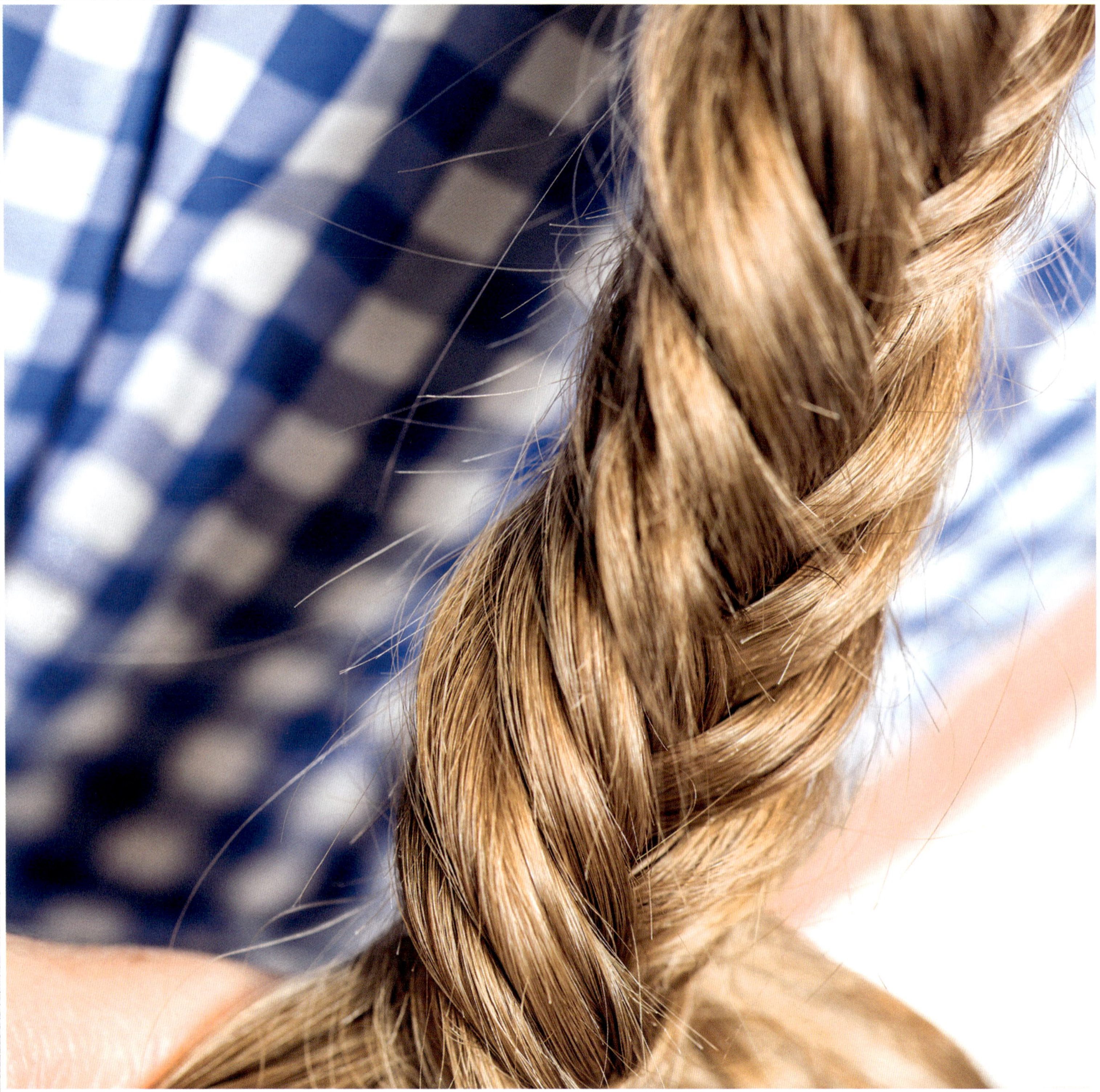

FLECHTEN

Allgemeine Tipps

- Achten Sie darauf, dass die Haarsträhnen gleich dick sind.

- Wenn Sie splissige Spitzen oder einen Stufenhaarschnitt haben, besprühen Sie die zu flechtenden Haarpartien immer wieder mit Wasser. Sie können auch etwas Schaumfestiger oder Haarspray in die Wasserflasche geben. Einzelne, splissige Spitzen können auch vorsichtig mit der Schere entfernt werden.

- Ziehen Sie bereits während des Flechtens die Haare in die gewünschte Position, z. B. in die Form einer Kurve.

- Mit der Zeit gewöhnen sich Ihre Armmuskeln an die nicht alltäglichen Bewegungen. Das Flechten wird Ihnen dann sehr schnell von der Hand gehen.

- Benutzen Sie nach dem Haarewaschen keine Pflegespülung. Die Haare werden sonst zu weich, fallen gegebenenfalls auseinander und halten die Form nicht. Prinzipiell wird immer ein Haarschaum empfohlen.

Einzelne Grundtechniken

Technik für einen normal geflochtenen Zopf

1. Kämmen Sie die Haare gut durch.
2. Teilen Sie das Haar in drei gleiche Teile.
3. Nehmen Sie die rechte Seite und legen Sie sie in die Mitte.
4. Nehmen Sie die linke Seite und legen Sie sie in die Mitte.
5. Wiederholen Sie den Vorgang so lange, bis Sie die gewünschte Zopflänge erreicht haben.

Technik für einen französischen Zopf

1. Kämmen Sie die Haare gut durch.

2. Teilen Sie das Haar in drei gleich große Teile.

3. Legen Sie die rechte Seite **über** die Mitte und dann die linke in die Mitte.

4. Nehmen Sie nun mit dem kleinen Finger oder Zeigefinger von der rechten Seite eine weitere Strähne hinzu und legen diese zusammen mit der bereits vorhandenen rechten Strähne in die Mitte.

5. Nehmen Sie nun auch auf der linken Seite eine Strähne mit auf und legen Sie die dicker gewordene Strähne in die Mitte. Arbeiten Sie auf beiden Seiten immer neue Haarsträhnen mit in den Zopf ein, bis Sie die gewünschte Länge erreicht haben.

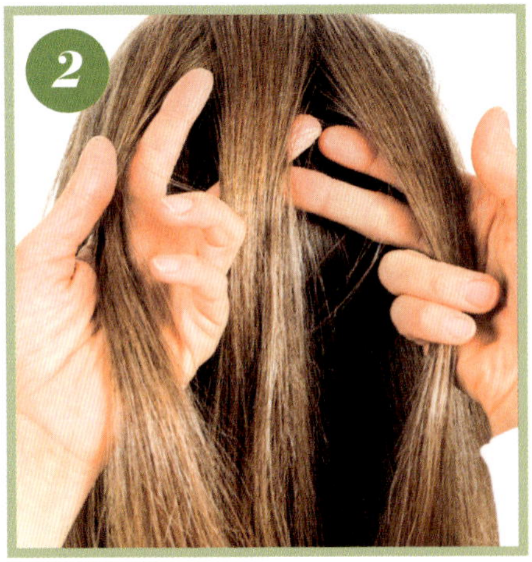

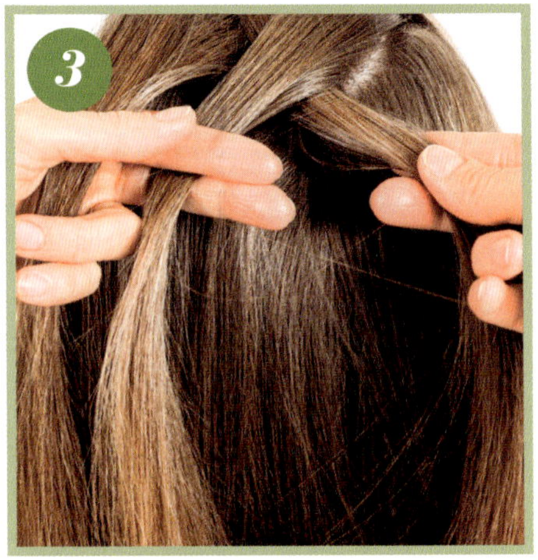

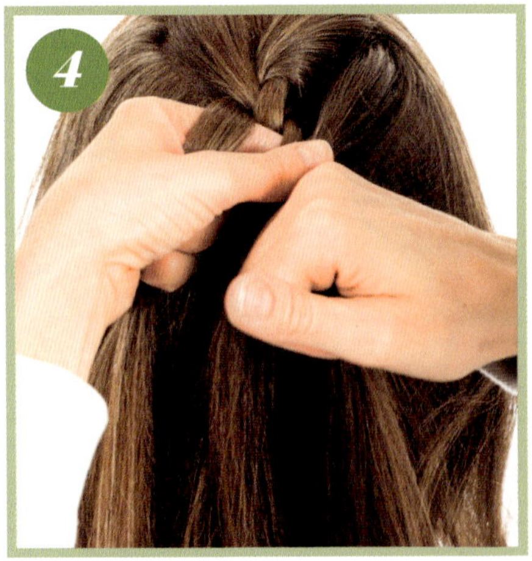

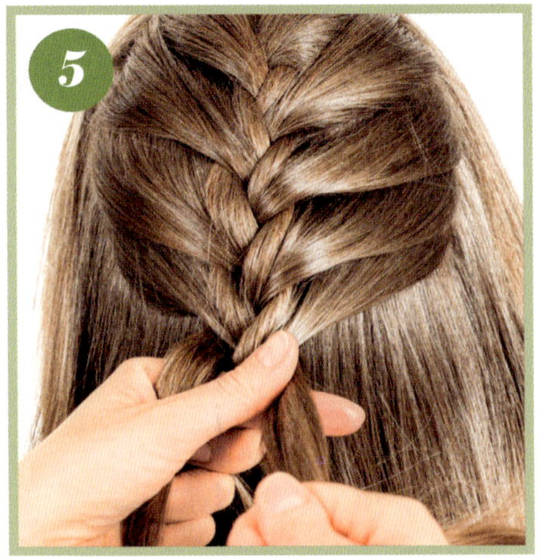

Technik für einen holländischen Zopf

Der holländische Zopf wird im Prinzip wie der französische Zopf gearbeitet, nur dass die Strähnen nicht übereinander-, sondern untereinandergelegt werden.

1. Kämmen Sie die Haare gut durch.
2. Teilen Sie das Haar in drei gleich große Teile.
3. Legen Sie erst die rechte Strähne **unter** die Mitte und dann die linke **unter** die Mitte.
4. Nehmen Sie nun mit dem kleinen Finger oder Zeigefinger von der rechten Seite eine weitere Strähne hinzu und fügen sie zur rechten bereits geflochtenen Strähne hinzu. Achten Sie darauf, dass alle Strähnen unterhalb abgelegt werden.
5. Flechten Sie weiter und wiederholen Sie die obigen Schritte, bis die gewünschte Länge erreicht ist.

Technik für den Fischgrätzopf

Der Fischgrätzopf ist ein sehr einfacher, wenngleich etwas zeitintensiver Zopf. Bei recht langem Haar können dann schon mal die Arme müde werden. Die Struktur der Flechtung kommt hervorragend zur Geltung, wenn man mit sehr dünnen Strähnen arbeitet.

1. Teilen Sie das Haar in zwei gleiche Hälften.
2. Nehmen Sie von der rechten Hälfte eine kleine Strähne vom äußeren Rand und legen Sie sie in die linke Hälfte.
3. Nehmen Sie von der linke Hälfte eine kleine Strähne vom äußeren Rand und legen Sie sie in die rechte Hälfte, sodass sich die beiden dünnen Strähnen nun kreuzen.
4. Flechten Sie weiter und wiederholen Sie die obigen Schritte, bis die gewünschte Länge erreicht ist.

Tipp: Einfacher und schneller geht es, wenn Sie einen normalen Pferdeschwanz binden und dann den Fischgrätzopf flechten.

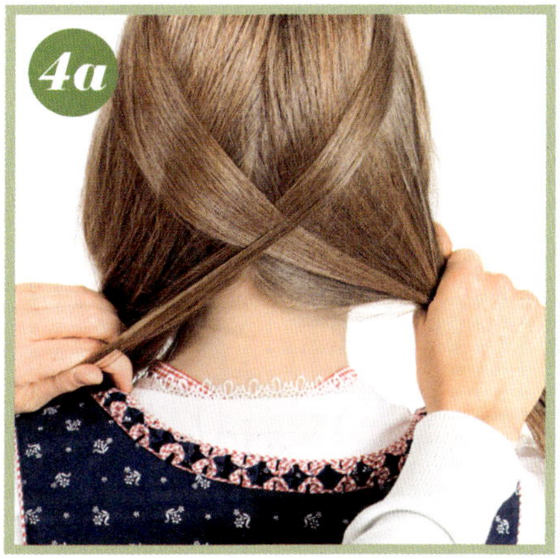

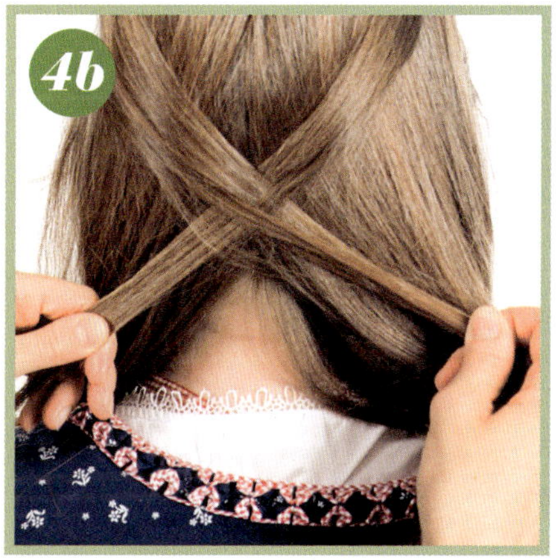

Technik für den Butterflyzopf

Der Butterflyzopf ist ein halber französischer Zopf. Oft bleibt die untere Seite normal geflochten, nur von der oberen Seite werden weitere Haarsträhnen mit eingeflochten. Er ist sehr einfach umzusetzen und universal einsetzbar.

1. Kämmen Sie die Haare gut durch.

2. Nehmen Sie drei Haarsträhnen und flechten Sie diese normal.

3. Nehmen Sie jetzt eine weitere kleine Strähne von oben hinzu und flechten weiter.

4. Wiederholen Sie diesen Vorgang, bis Sie die gewünschte Länge erreicht haben. Befestigen Sie den Zopf mit einem Haargummi.

Tipp: Heben Sie den Butterflyzopf an und drehen ihn um. Verstecken Sie das Zopfende unter dem Flechtwerk und stecken es mit Haarnadeln fest.

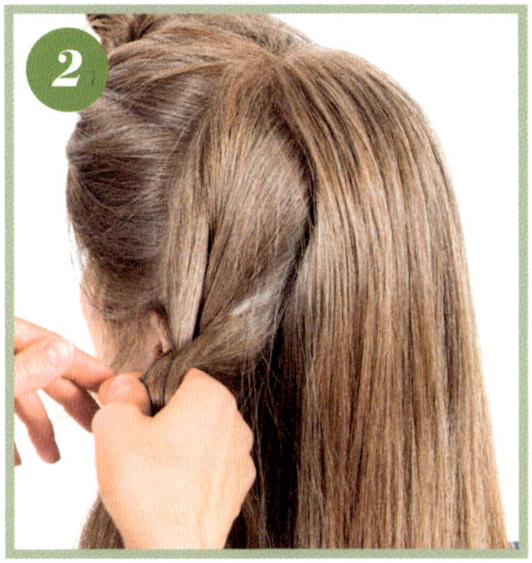

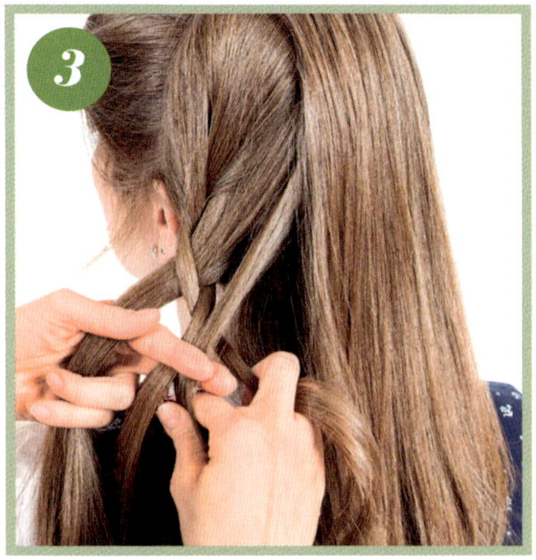

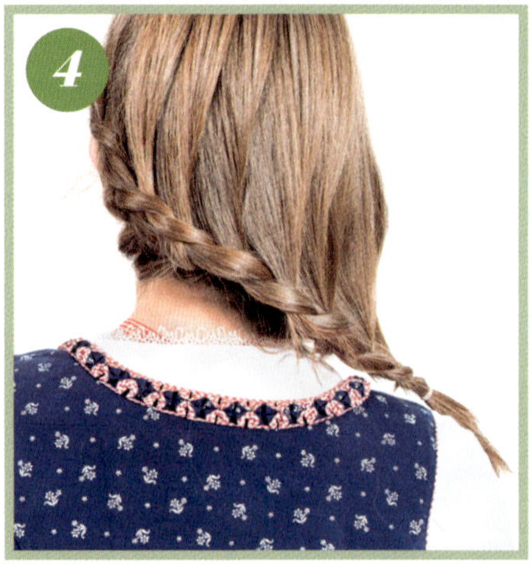

Technik für den Wasserfallzopf

Der Wasserfallzopf ist eine kleine Abwandlung des französischen Zopfes. Die obere Seite wird ganz normal französisch geflochten. Die untere Strähne des Zopfes wird fallen gelassen und stattdessen die direkte Nachbarsträhne in gleicher Breite aufgenommen.

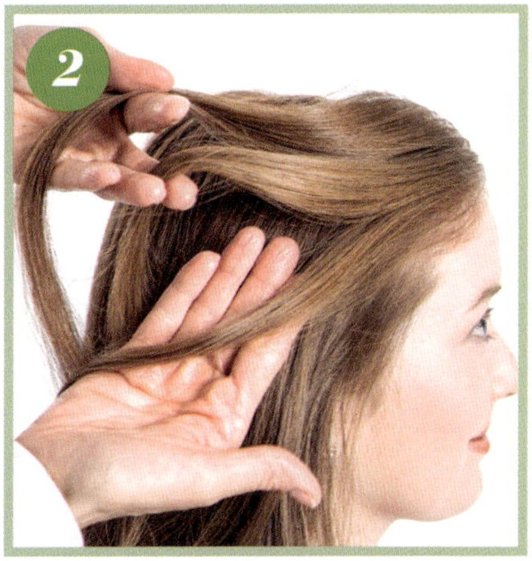

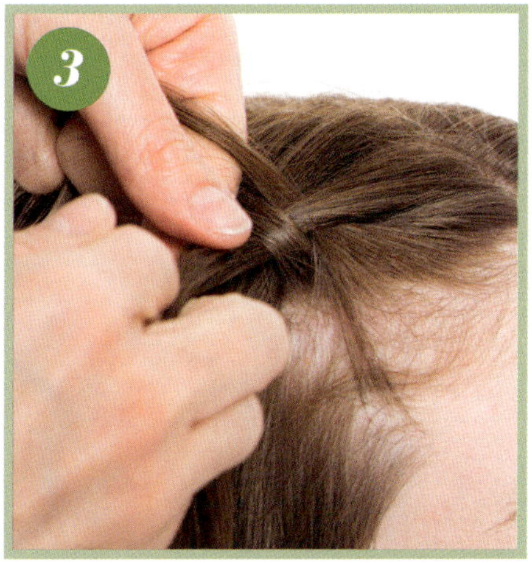

1. Kämmen Sie die Haare gut durch.

2. Teilen Sie eine große Haarpartie in drei gleiche Teile. Die unterste Haarsträhne sollte mindestens 3 cm vom Ohr entfernt sein.

3. Flechten Sie die erste Strähne normal.

4. Nehmen Sie mit dem kleinen Finger oder Zeigefinger von der oberen Seite eine weitere Strähne und fügen Sie sie zur linken, bereits geflochtenen Strähne hinzu – wie bei einem normalen französischen Zopf. Lassen Sie die untere bereits geflochtene Strähne fallen und nehmen stattdessen die direkte Nachbarsträhne auf.

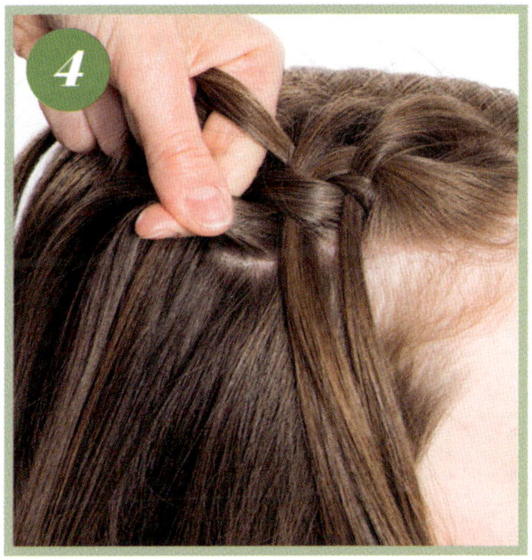

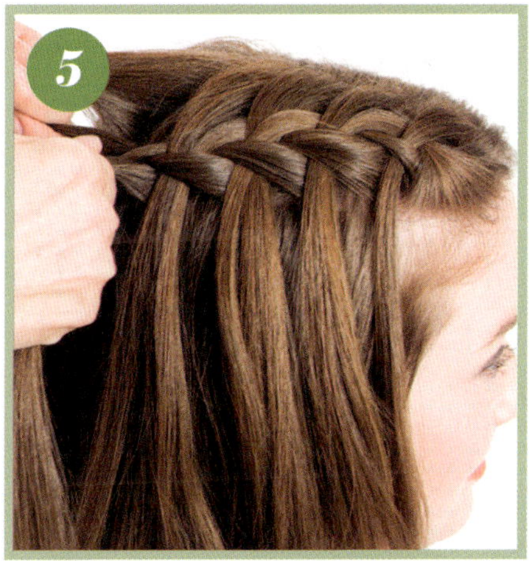

5. Flechten Sie weiter und wiederholen Sie die obigen Schritte, bis die gewünschte Länge erreicht ist.

Zopf binden

Diese Methode eignet sich hervorragend, um einen engen professionellen Zopf ohne Schlaufen zu binden – mit etwas Übung ein absolutes Kinderspiel.

Vorbereitung: Knoten Sie zwei Haargummis aneinander und befestigen Sie eine Haarklammer daran.

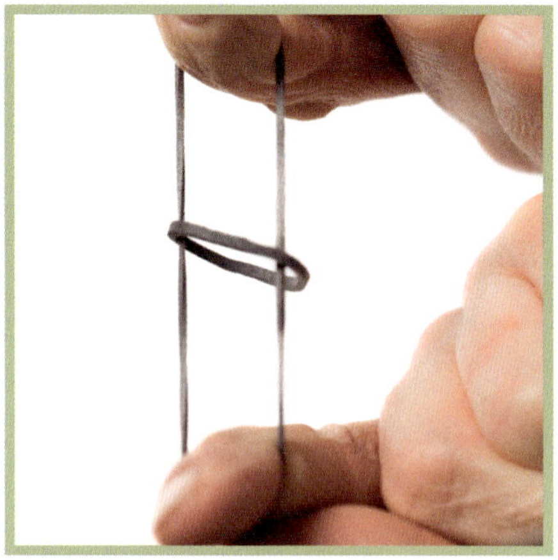

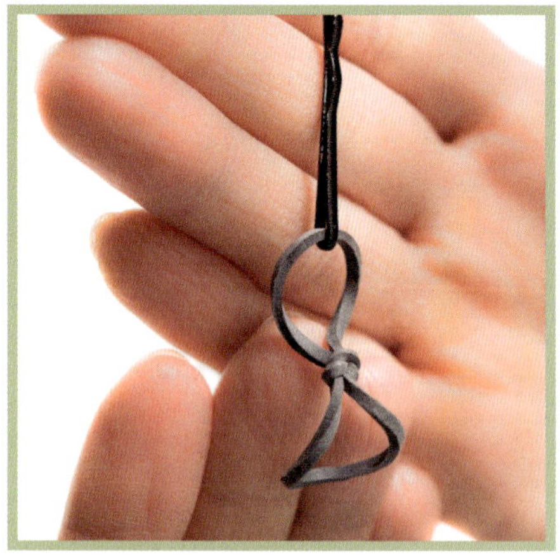

1. Kämmen Sie die Haare gut durch.

2. Umfassen Sie das Haar für den Zopf mit der linken Hand. Achten Sie darauf, dass die Hand bereits in der Höhe des fertigen Zopfes untergelegt wird und dass die Haare schlaufenlos gekämmt sind.

3. Legen Sie das Gummi um den Daumen und umwickeln den Zopf je nach Haardicke 2–3-mal mit dem Gummi.

4. Ziehen Sie die Haarklammer durch die Gummischlaufe und stecken Sie sie in das Haar.

5. Nehmen Sie eine dünne Haarsträhne und umwickeln das Haargummi damit. Das Ende stecken Sie mit einer Klammer fest.

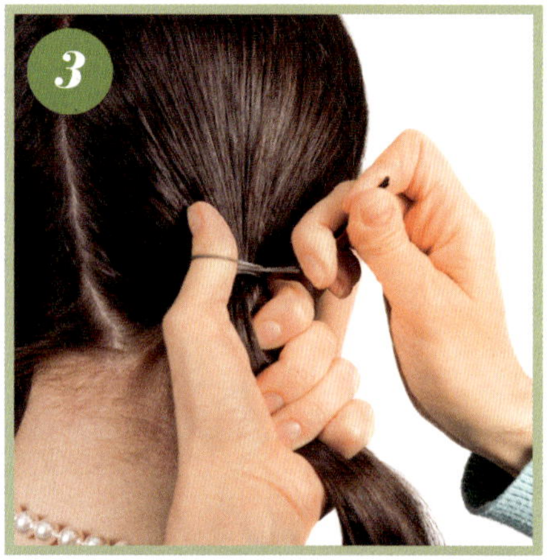

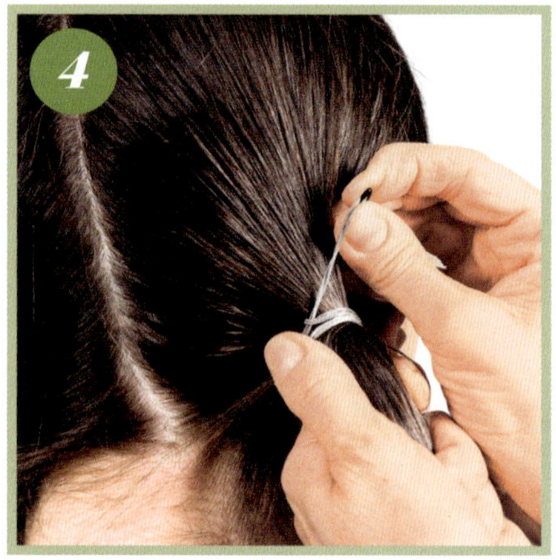

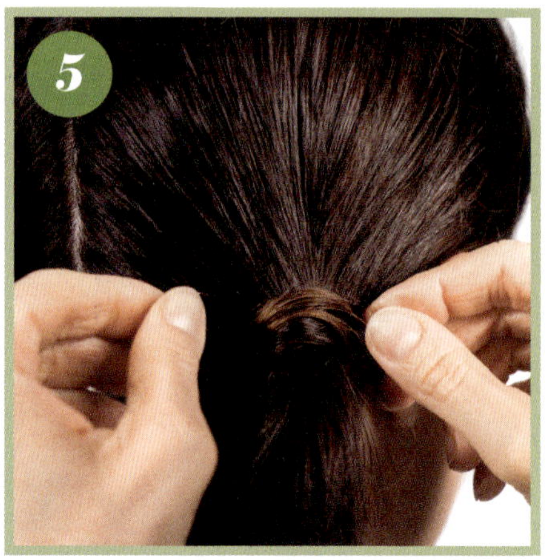

Scheitel

Die meisten Menschen haben Wirbel oder einen natürlich fallenden Scheitel. Wenn dem so ist, lassen Sie den Scheitel gewähren. Es ist nicht zwingend notwendig, einen Mittel- oder Seitenscheitel zu konstruieren. Lediglich bei Frisuren, bei denen beide Seiten gleichmäßig dick sein sollten, ist es von Vorteil, mit einem Mittelscheitel zu arbeiten.

Haare ohne Scheitel abteilen:
Um die Haare scheitelfrei abzuteilen, ist es wichtig, keine geraden Linien mit dem Stielkamm zu ziehen. Jede Abteilung erfolgt in Form eines Bogens oder gar eines Winkels.

Wenn Sie innerhalb des Kopfes die Haare mit dieser Methode abteilen, fallen die Haare automatisch über den Scheitel. Auf diese Weise lassen sich im Nu Hocksteck- und Zopffrisuren kreieren. Der dominante Scheitel ist verschwunden. So können Sie beliebig viele Zöpfe an verschiedenen Stellen binden.

1. Binden Sie einen Zopf am Oberkopf. Teilen Sie die Haare so ab, dass der Zopf von weiteren Haaren umrundet ist.

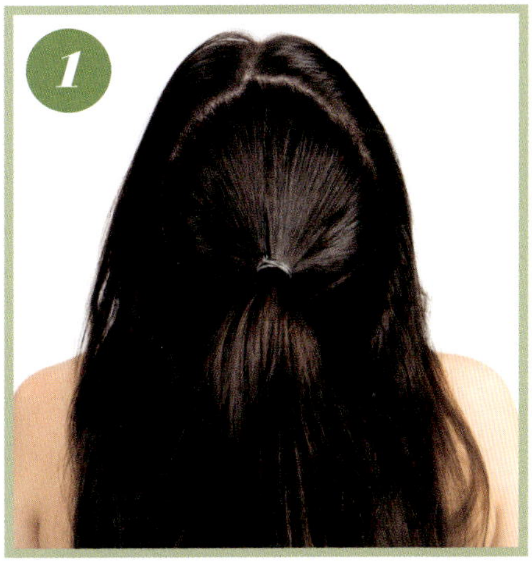

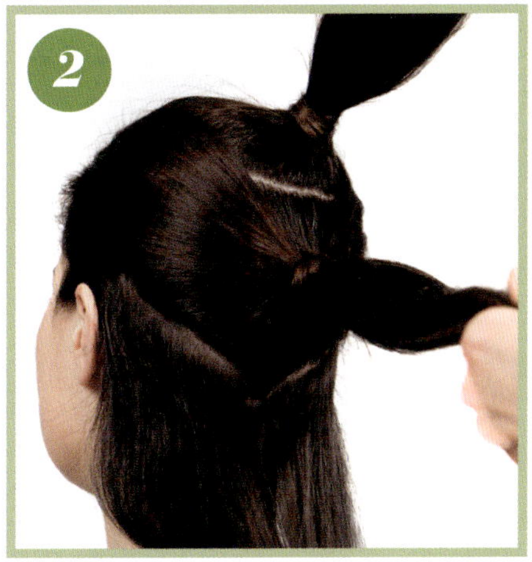

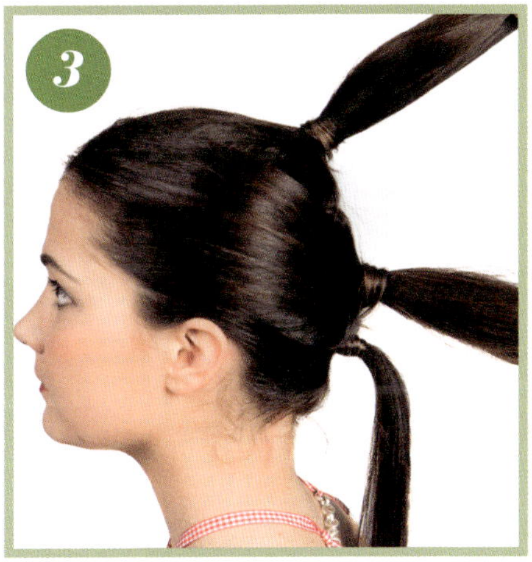

2. Binden Sie einen weiteren Zopf unterhalb des ersten Zopfes aus den Haaren, die beim ersten Zopf nicht mitgebunden wurden.

3. Binden Sie aus den restlichen Haaren unterhalb des zweiten Zopfes einen dritten Zopf.

Haare glätten

Möchten Sie Ihre Haare mit großer Hitze bearbeiten (glätten, Locken machen), sollten Sie einen Festiger mit Hitzeschutz verwenden. Die Produkte mit Hitzeschutz sind so zusammengesetzt, dass sie hohen Temperaturen standhalten. Zudem schützen sie das Haar vor Verbrennung und Austrocknung. Produkte ohne Hitzeschutz verbrennen im Haar und kleben sich ein. Der Schaden ist oft irreparabel.

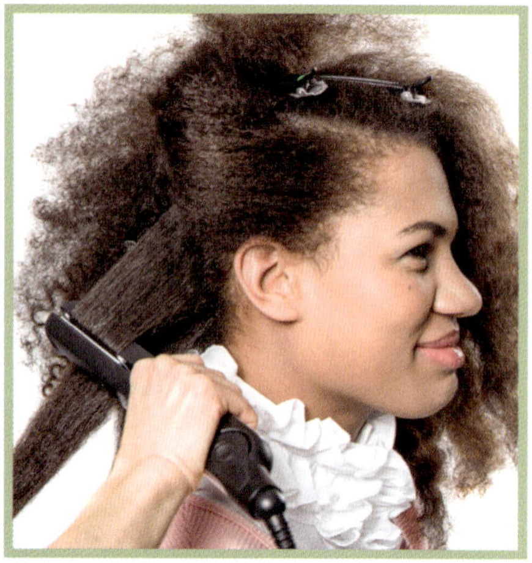

Mit dieser Technik erhalten Sie schnell ein tolles Glättergebnis:

1. Sprühen Sie ein Hitzehaarspray auf die zu glättende Haarpartie und glätten darüber. Anstelle eines Sprays können Sie vorher auch einen Hitzeschaumfestiger gleichmäßig im Haar verteilen. Allgemein verleiht Spray längeren Halt und mehr Glanz.

2. Ziehen Sie das Glätteisen langsam vom Haaransatz zu den Spitzen.

Tipps:

- Bei stark krausem Haar benutzen Sie für den Ansatz ein Reiseglätteisen. Es ist sehr klein und schmal. Sie verbrennen sich damit nicht die Kopfhaut.

- Je krauser das Haar, umso höher sollte die Temperatur sein.

- Je dicker das Haar, umso kleiner sollten die einzelnen Haarpartien sein.

Zopfenden

Es gibt einige Methoden, Zöpfe enden zu lassen. Die gängigste Methode ist ein Haargummi. Achten Sie darauf, dass das Haargummi sehr dünn ist. Besonders zu empfehlen sind Rastagummis. Sie sind in vielen bunten Farben und auch transparent erhältlich.

Wer Haargummis nicht mag, kann die Zopfenden antoupieren und mit Haarspray fixieren. Ein sehr starkes Gel ist auch okay. Der Zopf muss aber, bis es trocken ist, gehalten werden.

Locken machen

Möchten Sie Ihre Haare mit Locken versehen, sollten Sie einen Festiger oder Schaum mit Hitzeschutz verwenden.

Lockenwickler:
Der Lockenwickler ist die klassische Methode, um Locken zu machen, und vor allem die einzige, mit der sich lang anhaltende Ergebnisse erzielen lassen.

1. Nehmen Sie vom Oberkopf eine Strähne, die in etwa so dick und breit ist wie der Lockenwickler, und drehen Sie die Haarspitzen damit vorsichtig ein.

2. Halten Sie die Haare straff und drehen Sie den Lockenwickler langsam zum Haaransatz.

3. Stecken oder clipsen Sie den Wickler fest und handhaben Sie die restlichen Haare auf dieselbe Weise.

4. Entfernen Sie die Lockenwickler erst, wenn die Haare komplett ausgekühlt sind. Nur dann erhalten Sie maximalen Halt.

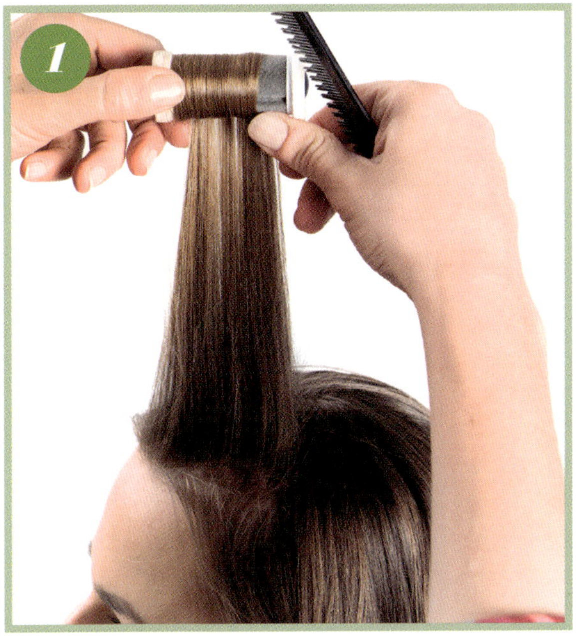

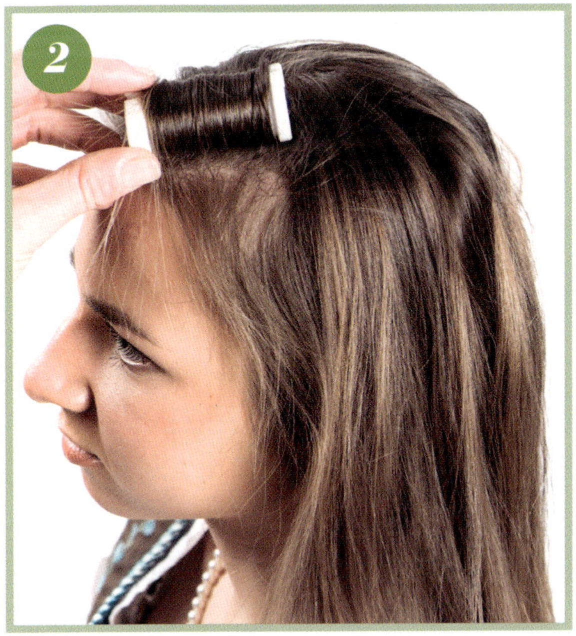

Lockenstab:

Der Lockenstab wird auch Curler oder Lockeneisen genannt. Er ist klein, leicht zu verstauen und sehr einfach zu handhaben. Der Nachteil ist die geringere Haltbarkeit der Locken.

1. Nehmen Sie eine Haarsträhne und drehen Sie den aufgeheizten Lockenstab in das Haar.

2. Clipsen Sie jede Strähne direkt nach dem Herausnehmen des Stabes fest, um die Haare in dieser Form auskühlen zu lassen.

3. Entfernen Sie die Clips aus dem abgekühlten Haar und gehen leicht mit den Händen durch.

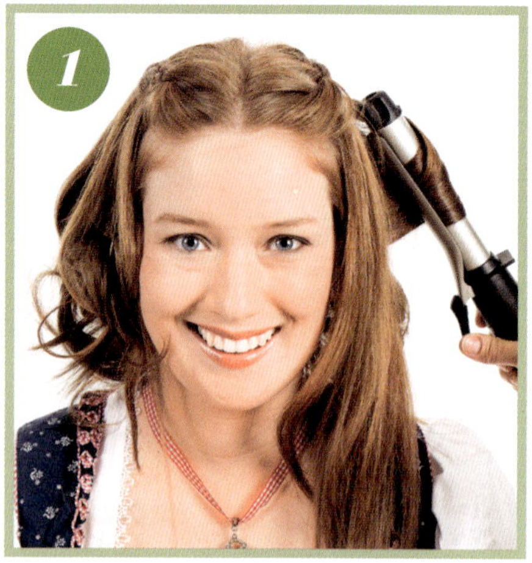

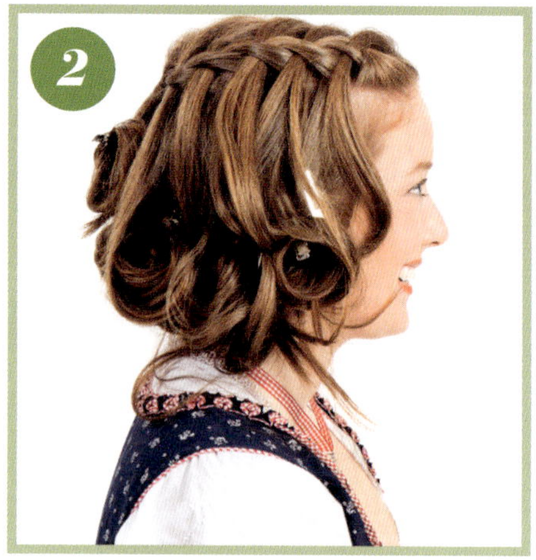

Tipps:

- Je dicker und krauser das Haar ist, desto länger und heißer sollte der Lockenstab sein. Bei feinem Haar können die einzelnen Strähnen auch etwas dicker sein.

- Lockenstäbe gibt es vielen Variationen, somit gibt es für jedes Haar das richtige Modell.

Glätteisen:

Mit dem Glätteisen erhält man auf die Schnelle gezielt Locken.

1. Nehmen Sie eine Strähne und setzen Sie das Glätteisen am Ansatz an.

2. Wickeln Sie die Haarsträhne um das Glätteisen auf.

3. Ziehen Sie das Glätteisen mit dem eingerollten Haar in die Haarspitzen.

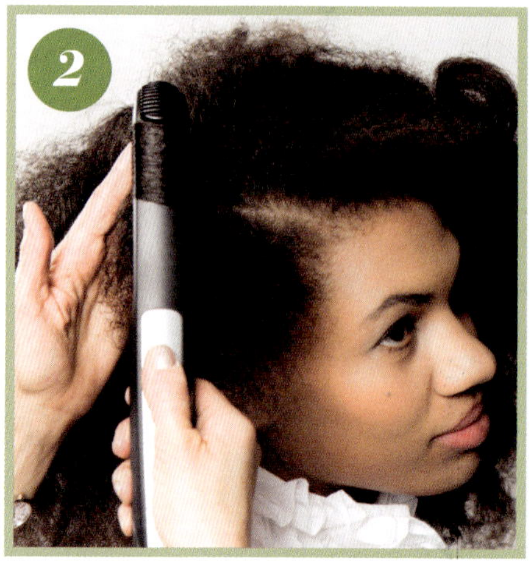

Haare toupieren

Haare zu toupieren war die letzten Jahre sehr unmodern. Für mehr Volumen und längeren Halt ist diese Methode aber fast unumgänglich. Heutzutage wird so toupiert, dass es kaum auffällt. Oder so, dass es auffallen soll.

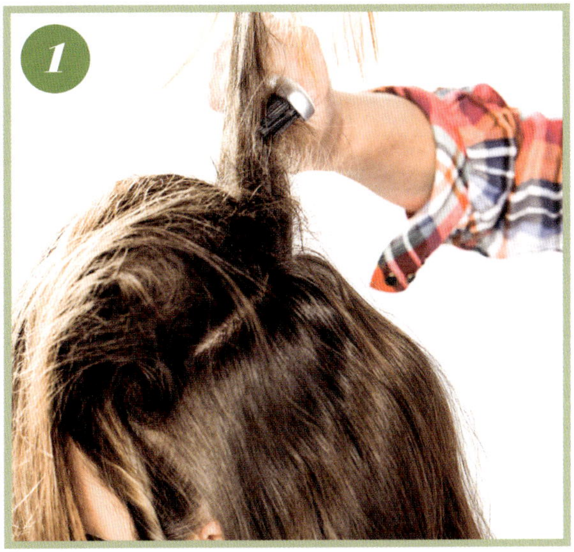

1. Nehmen Sie die zu toupierende Haarpartie in die linke Hand. Mit dem Toupierkamm in der rechten Hand kämmen Sie nun gegen die Wuchsrichtung.

2. Fangen Sie immer am Haaransatz an und arbeiten Sie sich hin zu den Spitzen.

3. Sprühen Sie zwischendurch etwas Haarspray für mehr Halt darauf.

4. Glätten Sie vorsichtig den sichtbaren (meist oberen) Teil und legen diesen über die toupierten Haare.

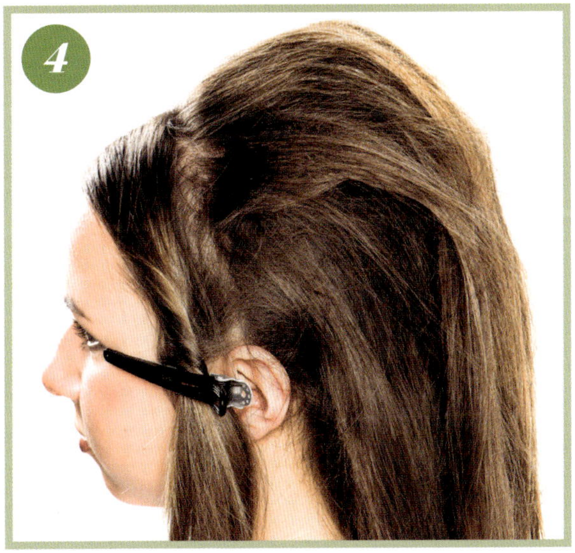

Tipp:

Ein Toupierkamm ist für große Flächen ungeeignet. Benutzen Sie hierfür besser eine Borstenbürste aus Naturhaar. Der Beehive, der klassische toupierte Oberkopf aus den 60ern, ist hierfür das beste Beispiel.

Haartypen

Feines Haar:
Feine und dünne Haare können mit Volumenprodukten behandelt werden. Diese legen bei der Wäsche und beim Einwirken Pflegestoffe um das Haar, machen es schwerer und sorgen für mehr Volumen.

Je nach Frisur können Sie ein Volumenpuder verwenden. Die Anwendung ist einfach. Geben Sie etwas Puder auf die Hände und verteilen es überall im Haar oder punktuell an bestimmte Stellen. Volumenpuder mattiert die Haare und macht es griffig. Ein gleitendes Durchkämmen ist schwer möglich. Zudem ist der feine Seidenglanz verringert.

Tipp: Bei feinem Haar ist es von Vorteil, mit Locken oder Wellen zu arbeiten.

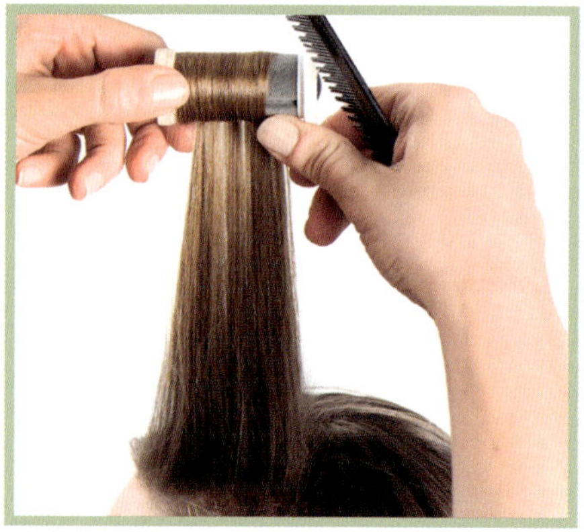

Dickes Haar:
Um das Gewicht und die Masse zu verteilen, sollte man bei dicken und sehr langen Haaren mit mehreren Zöpfen arbeiten. Mit nur einem Zopf besteht die Gefahr, dass die Frisur sich sehr aushängt und der Halt stark vermindert wird. Zudem können Kopfschmerzen die Folge sein, da das ganze Gewicht an nur einer Stelle lastet. Mit mehreren Zöpfen kann zudem flächiger gearbeitet werden und die Frisuren werden komplexer.

Widerspenstiges und fliegendes Haar:
Bei sehr widerspenstigem und zottigem Haar hilft eine Strukturpaste oder ein Gel. Die Paste wird sparsam in den Händen verrieben und flächig über die zottigen Haarpartien gestrichen. Ein leichter Druck ist von Vorteil, denn dann kleben die einzelnen, abstehenden Haare unsichtbar am restlichen Haar an.

Fliegende Haare lassen sich ebenso bändigen.

Tipp: Glätten Sie die Haare zuvor.

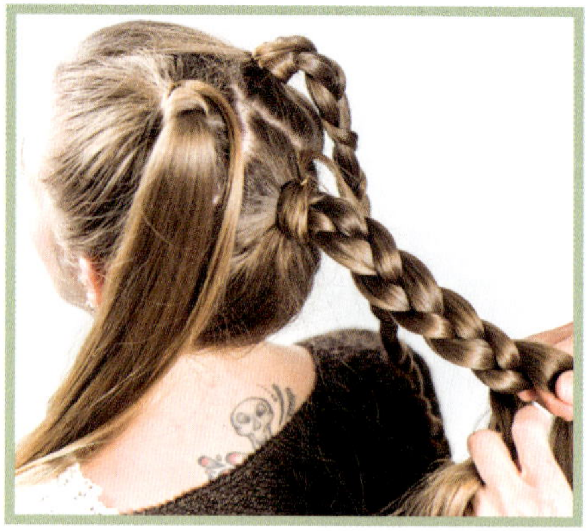

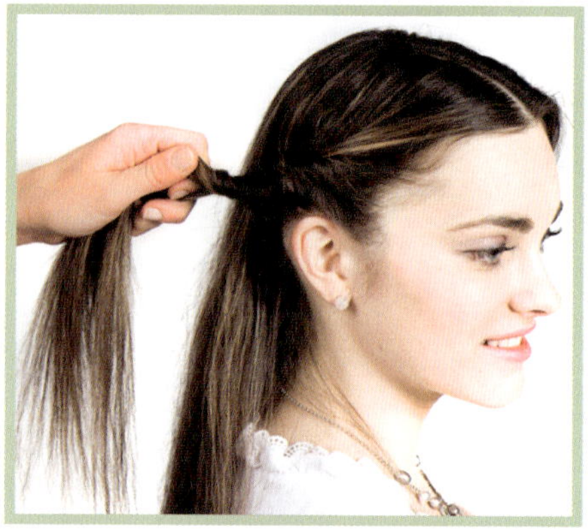

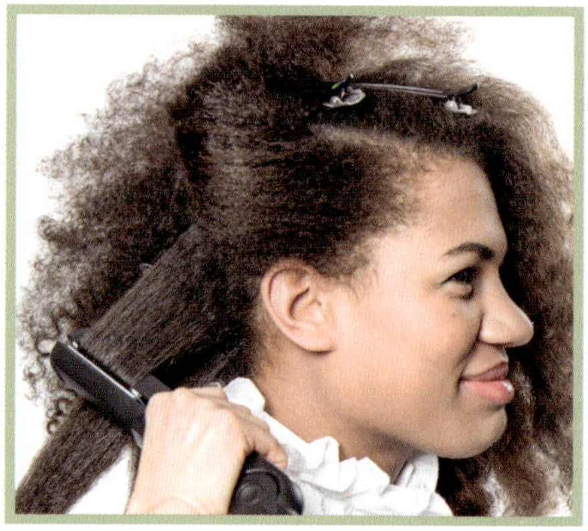

Helles Haar:
Helles Haar eignet sich hervorragend für filigranere Frisuren, da die Zopfstrukturen viel intensiver zur Geltung kommen.

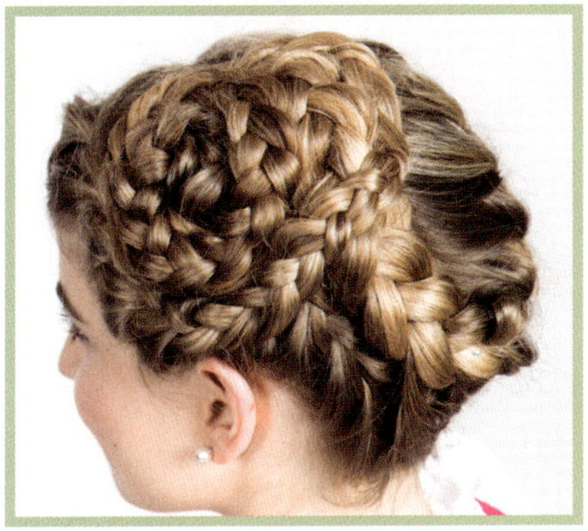

Dunkles Haar:
Dunkles Haar ist für kompaktere und gröbere Frisuren vorteilhaft. Die Lichtreflexionen bei dunklem Haar sind vermindert und somit kann mehr Tiefe geschaffen werden.

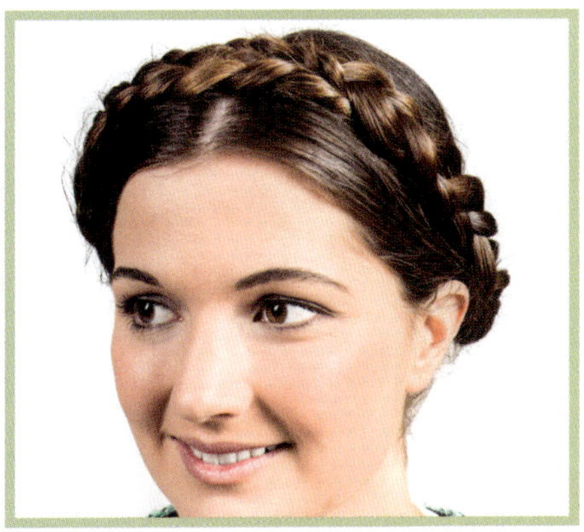

Accessoires:
Unschöne Zopfenden und leichte Fehler beim Flechten lassen sich mit Haarschmuck kaschieren. Nehmen Sie entweder Blumen, Kranz, Haarreif, Diadem, Brosche, Band oder Schleife und befestigen Sie das Accessoire im Zopf.

Ganz abgesehen davon liegt Haarschmuck einfach im Trend und bildet immer einen tollen Blickfang.

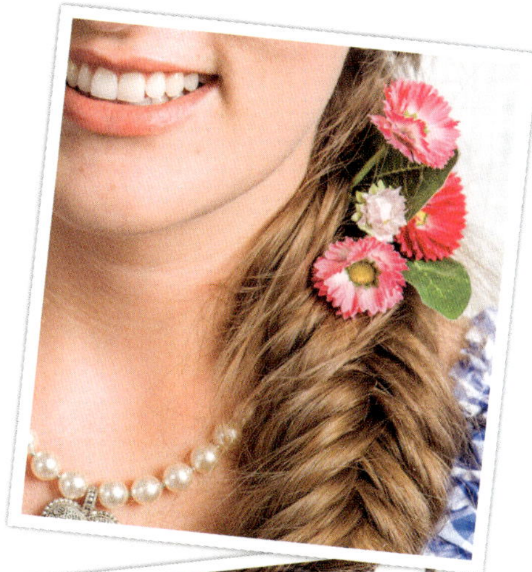

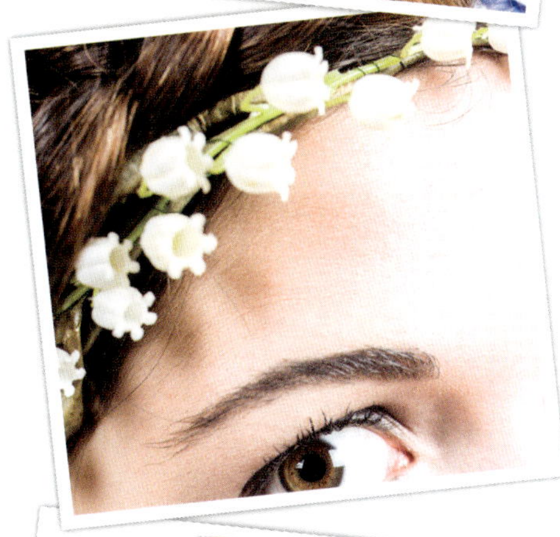

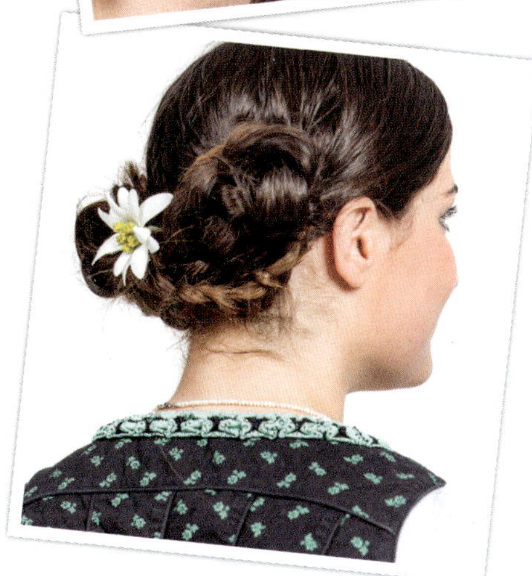

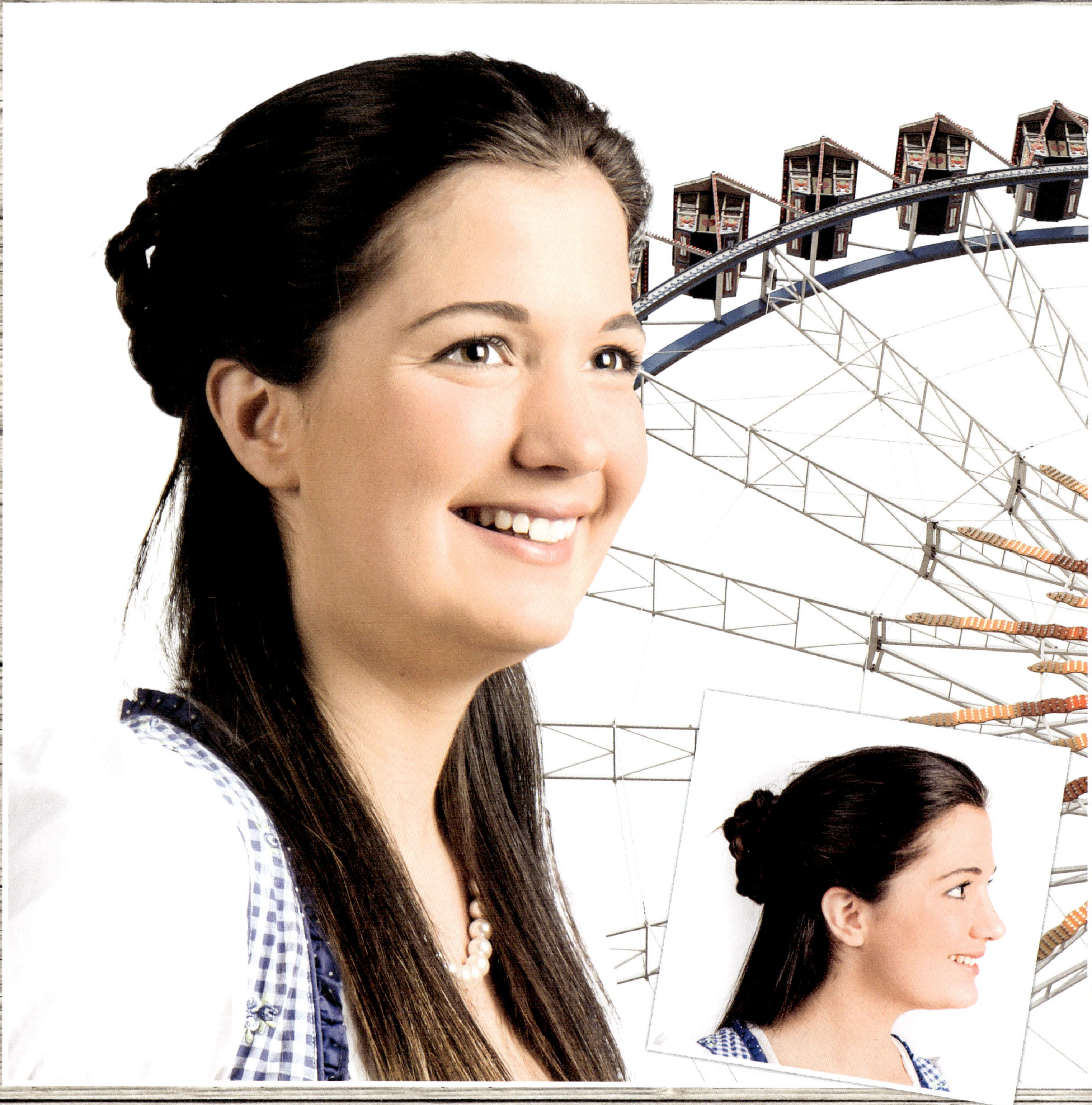

FLECHTKRANZ *Herz*

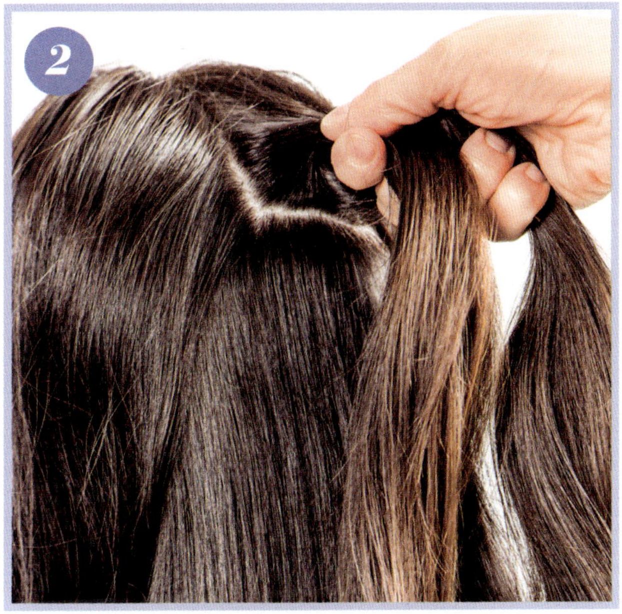

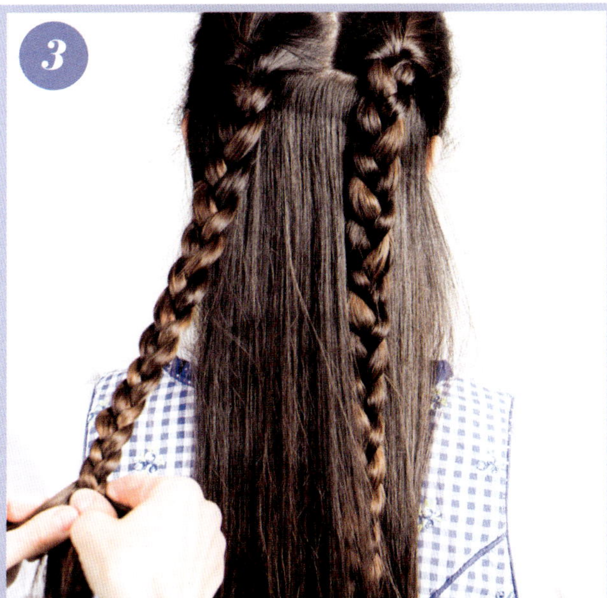

Schwierigkeit

Material

Stielkamm, Haarclips, Haargummis, Haarklammern, Haarspray

Empfehlung für die Haarlänge

Schulter- bis Hüftlänge

1. Kämmen Sie die Haare gut durch und ziehen Sie einen Mittelscheitel.

2. Teilen Sie die Haare nochmals vom oberen Ohr bis zum mittleren Hinterkopf ab und klemmen eine Seite mit einem Clip fest.

3. Flechten Sie beide Seiten zu Zöpfen. Wichtig ist, dass die beiden Zöpfe auf gleicher Höhe im Abstand von maximal 4 cm liegen.

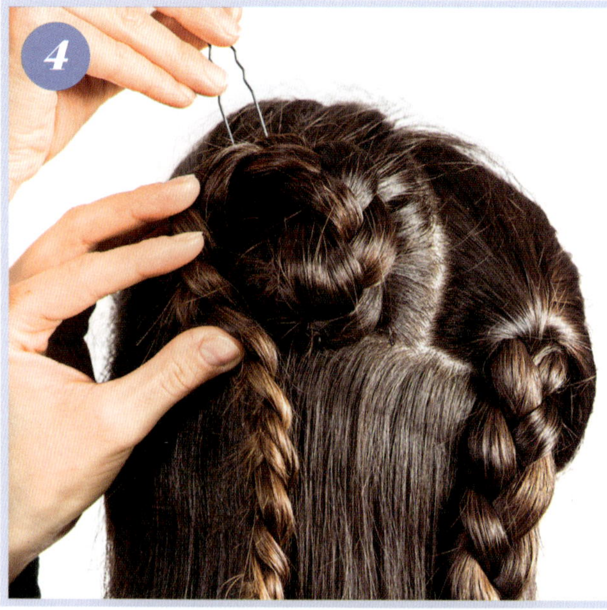

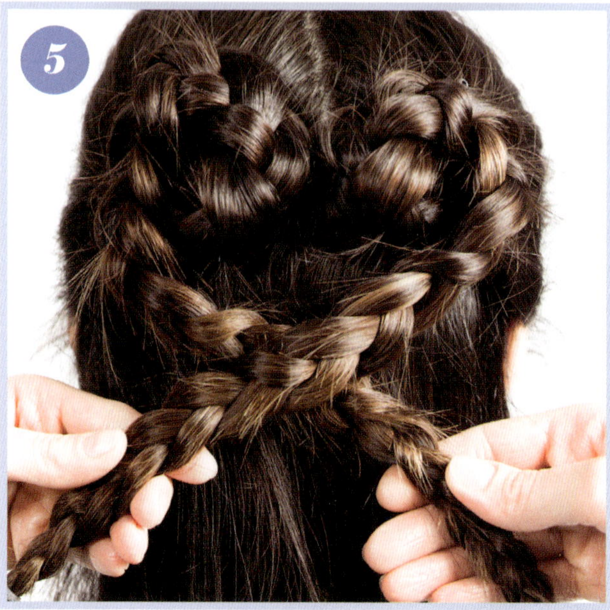

4. Die geflochtenen Zöpfe werden nach außen gedreht und in Form eines Herzens gewendet. Wichtig ist, dass die gebogenen Zöpfe regelmäßig mit Haarklammern oder Haarnadeln am Hinterkopf befestigt werden.

5. Kreuzen Sie beide Zöpfe zu einer Spitze und befestigen Sie diese mit einer Haarklammer.

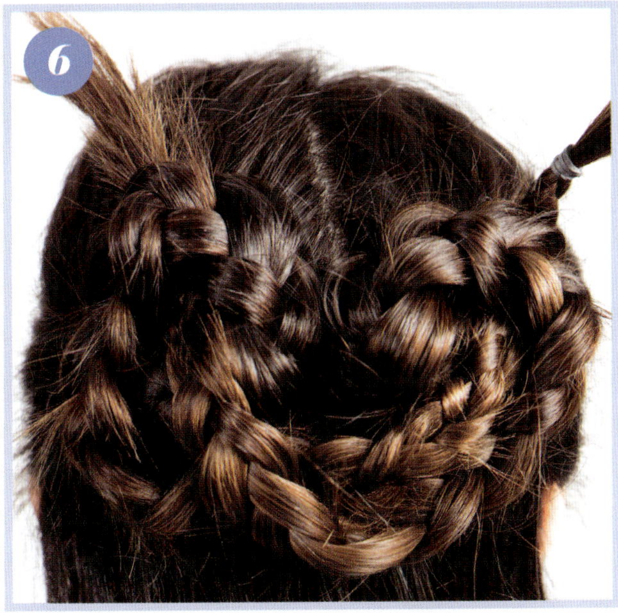

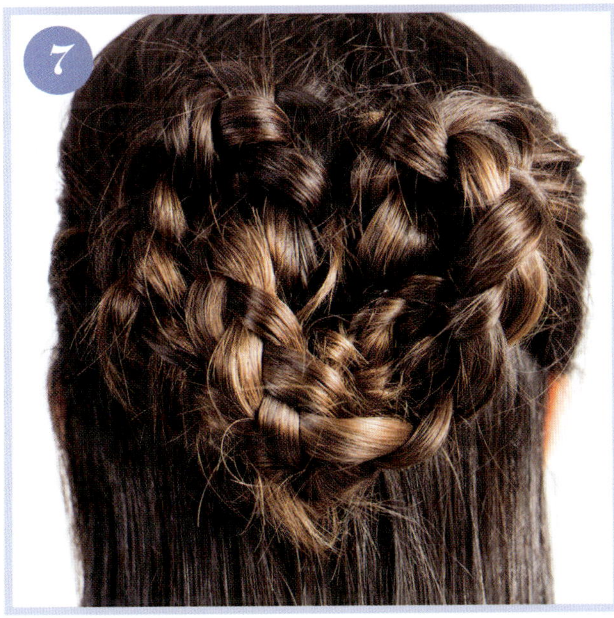

6. Verstecken Sie die Haarspitzen im Herz.

7. Bringen Sie das Herz in eine symmetrische Form und befestigen Sie es mit Haarklammern.

8. Fixieren Sie die fertige Frisur mit Haarspray.

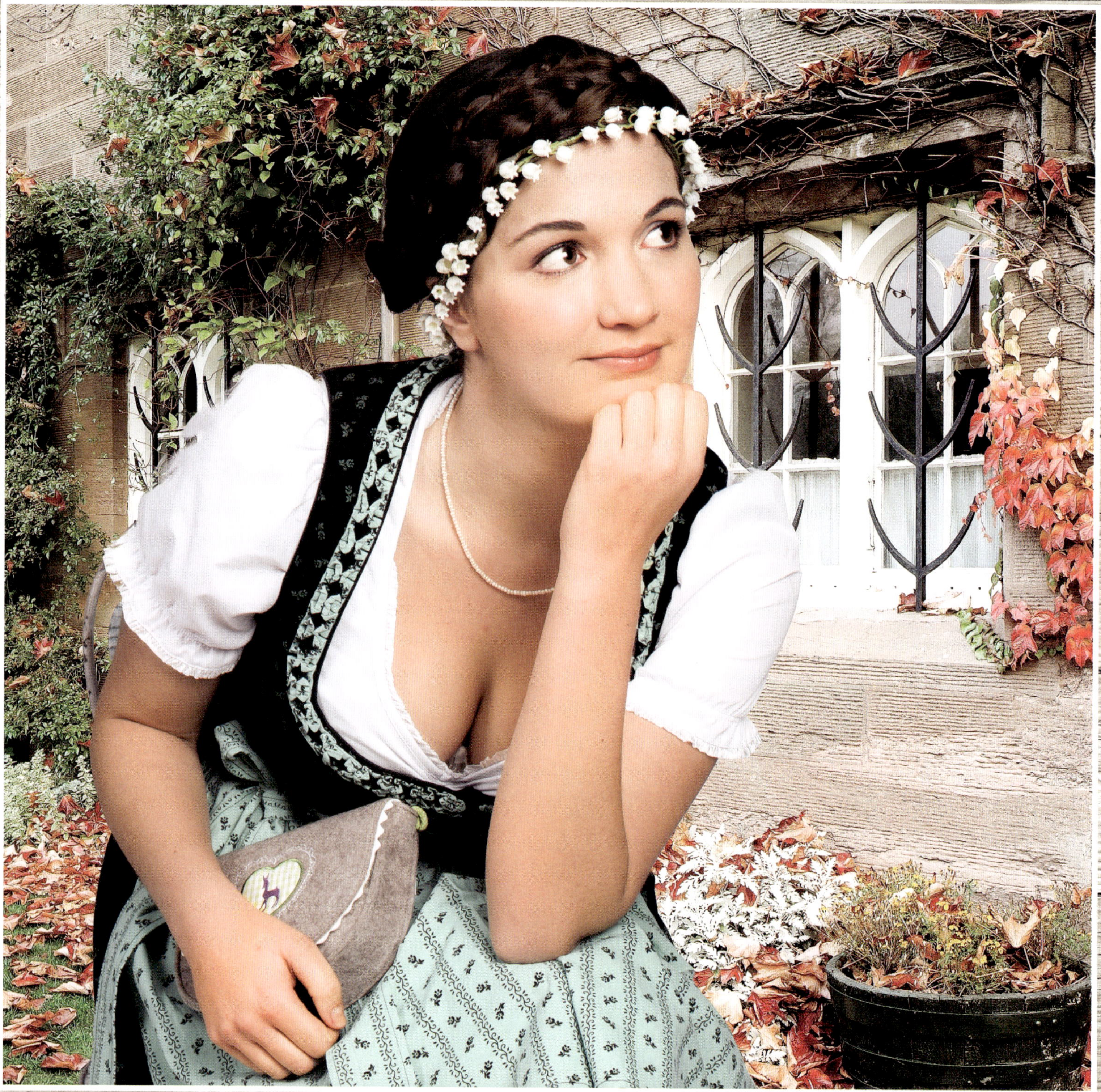

BAUERNZOPF

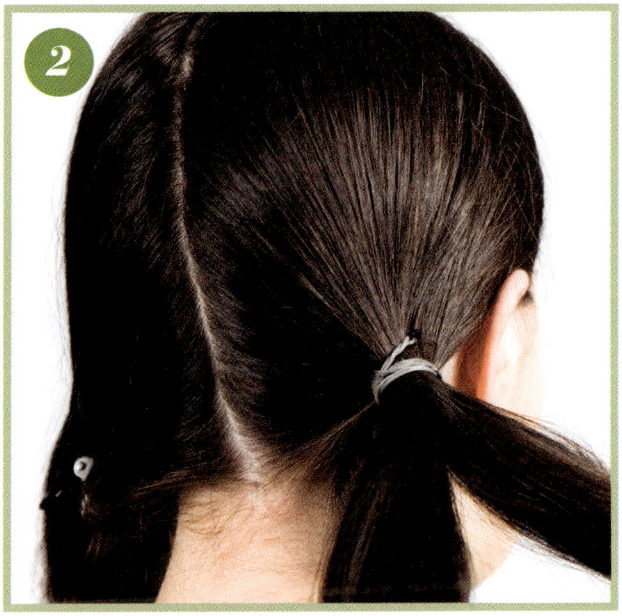

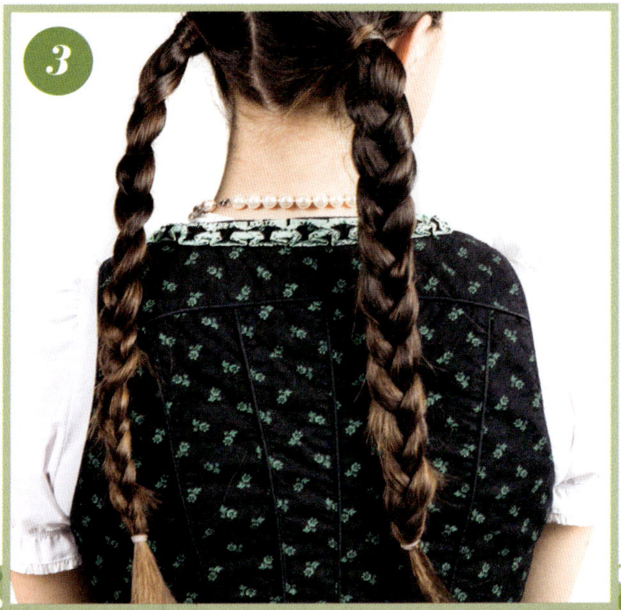

Schwierigkeit

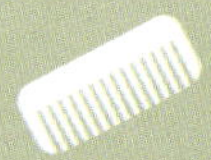

Material

Stielkamm, kleine Haargummis, Haarklammern, Haarspray

Empfehlung für die Haarlänge

Brust- bis Hüftlänge

1. Kämmen Sie die Haare gut durch und ziehen Sie einen Mittelscheitel.

2. Binden Sie jede Seite zu einem Zopf auf Höhe des Ohrläppchens und umwickeln Sie ihn mit je einer feinen Haarsträhne.

3. Flechten Sie beide Zöpfe und befestigen Sie die Enden mit einem kleinen Gummi.

4. Legen Sie beide Zöpfe um den Oberkopf.

5. Befestigen Sie den Kreuzungspunkt der Zöpfe mit Haarklammern und stecken Sie den Kranz fest. Verstecken Sie die Zopfenden unter dem Zopf.

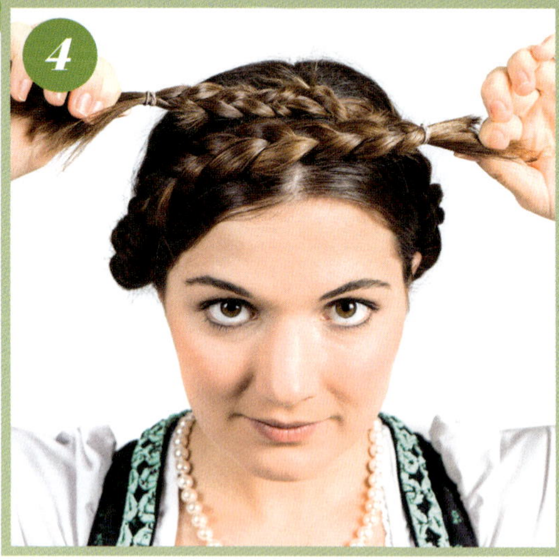

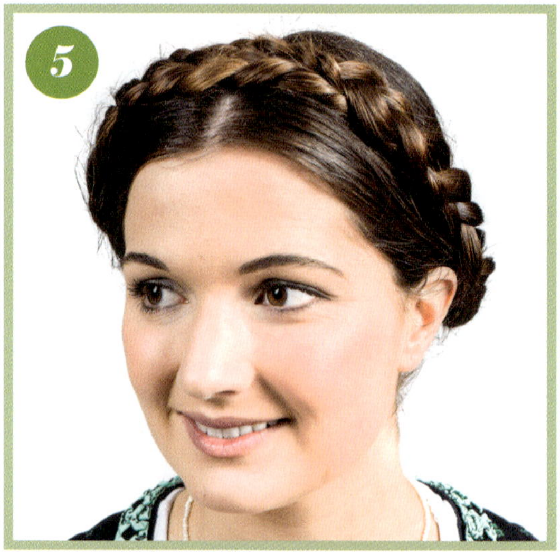

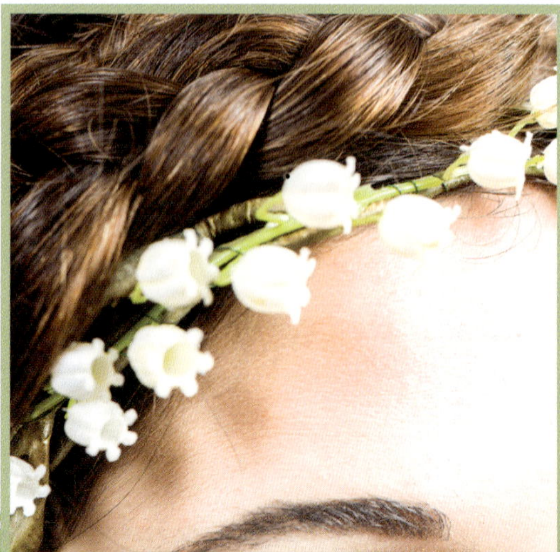

TIPP

Sie können beide Zöpfe auflassen oder in sich eindrehen, sodass zwei Flechtdutts entstehen. Diese Frisur eignet sich hervorragend für Blumenschmuck.

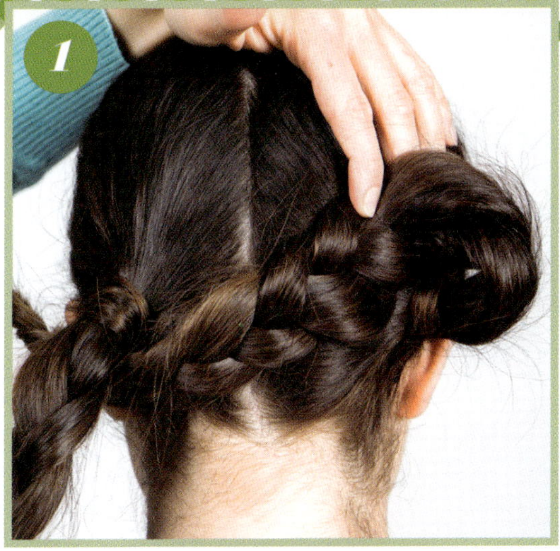

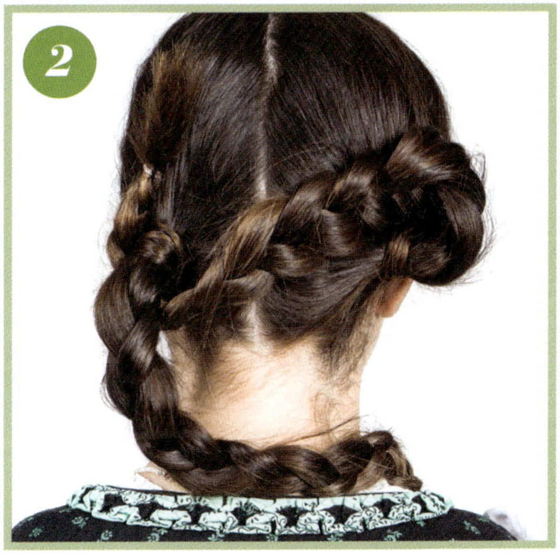

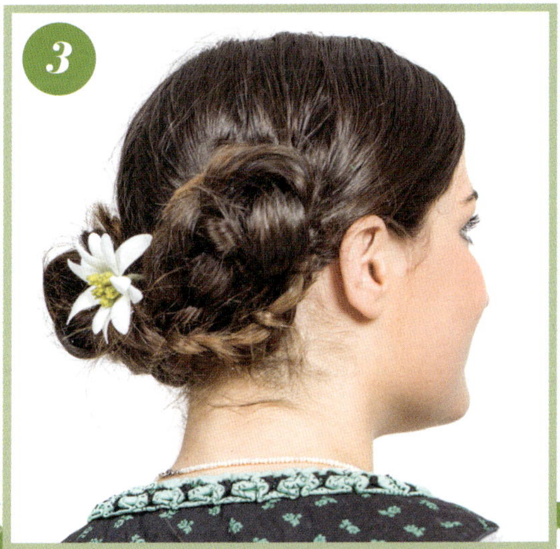

Variante

1. Binden Sie beide Zöpfe nicht Richtung Oberkopf, sondern Richtung Nacken.

2. Stecken Sie die Schleife mit Haarklammern fest und verstecken Sie die Enden unter dem Zopf.

3. Fixieren Sie die Frisur mit Haarspray.

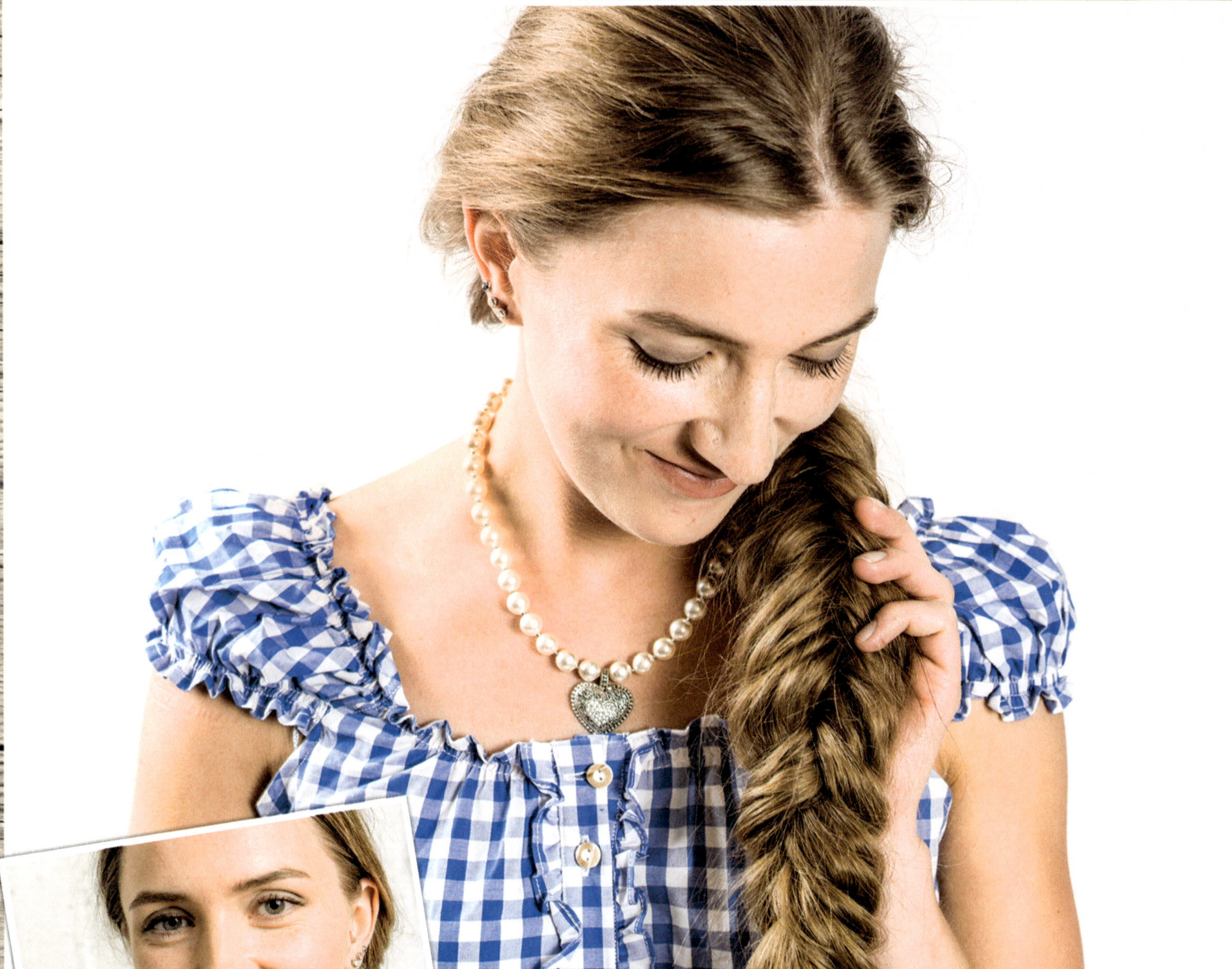

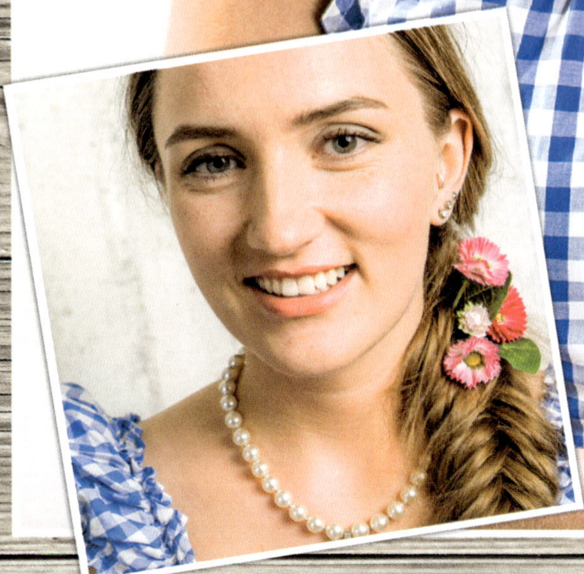

FISCHGRÄTZOPF

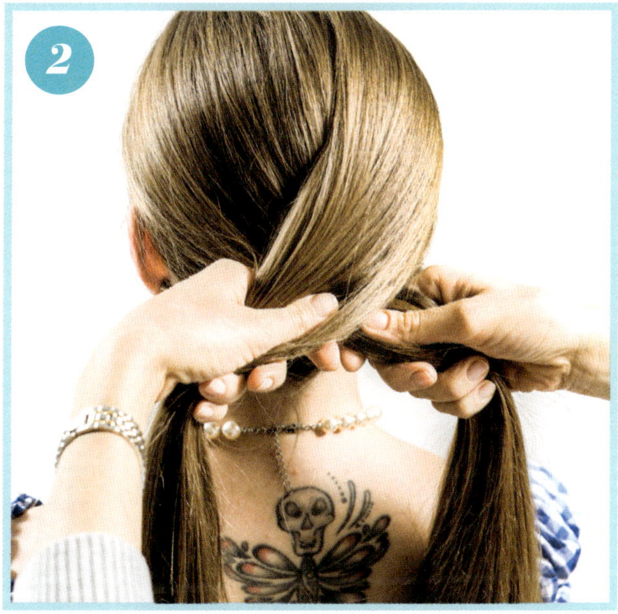

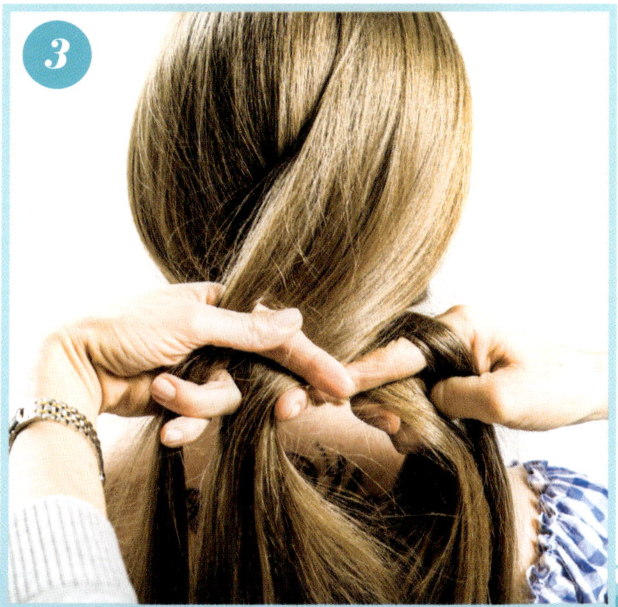

Schwierigkeit

Material
Stielkamm, kleines Haargummi, Haarspray

Empfehlung für die Haarlänge
Schulter- bis Hüftlänge

1. Kämmen Sie die Haare gut durch.

2. Teilen Sie das komplette Haar in zwei Hälften und kreuzen diese am Hinterkopf oder im Nacken. Je weiter oben die Haare gekreuzt werden, desto höher beginnt der Fischgrätzopf.

3. Nehmen Sie von der rechten Hälfte eine kleine Strähne vom äußeren Rand und legen Sie sie in die linke Hälfte.

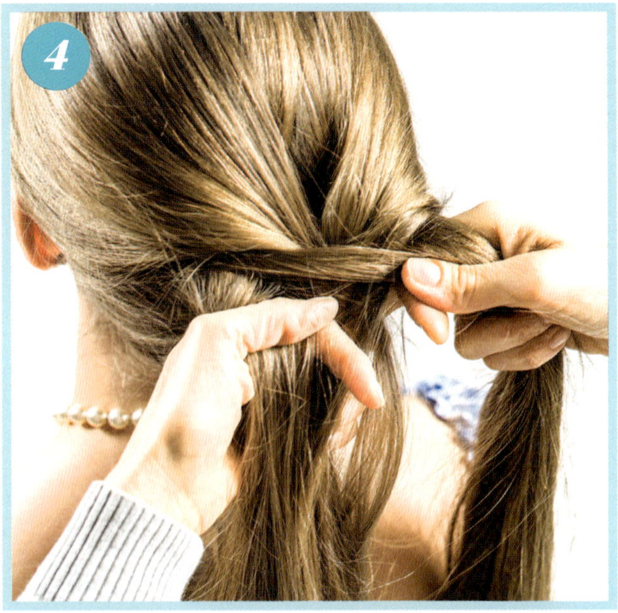

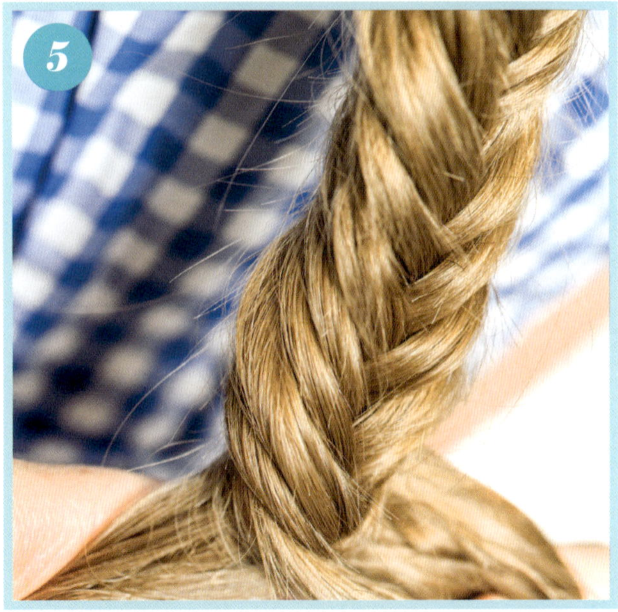

4. Nehmen Sie von der linken Hälfte eine kleine Strähne vom äußeren Rand und legen Sie sie in die rechte Hälfte. Achten Sie darauf, dass sich die zwei kleinen Strähnen der äußeren beiden Hälften kreuzen.

5. Wiederholen Sie diesen Vorgang, bis beide Hälften keine Strähnen mehr hergeben.

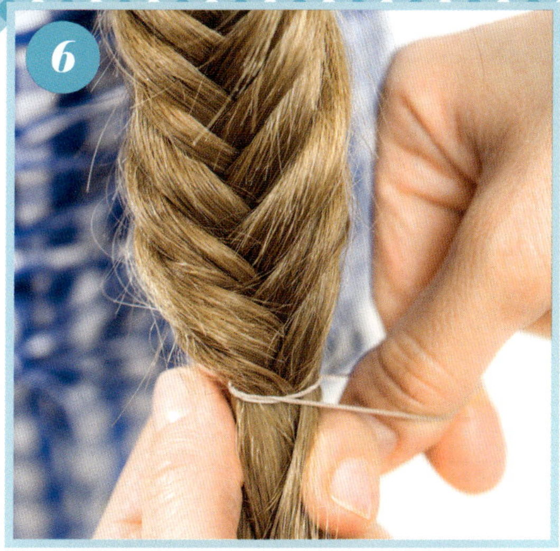

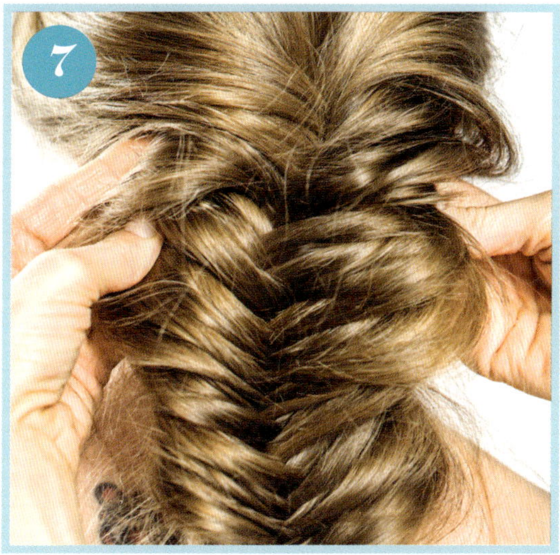

6. Befestigen Sie das Zopfende mit einem kleinen Haargummi.

7. Ziehen Sie den Fischgrätzopf auseinander, sodass er an Breite gewinnt. Beginnen Sie am Zopfansatz und arbeiten Sie sich nach unten.

8. Fixieren Sie die fertige Frisur mit Haarspray.

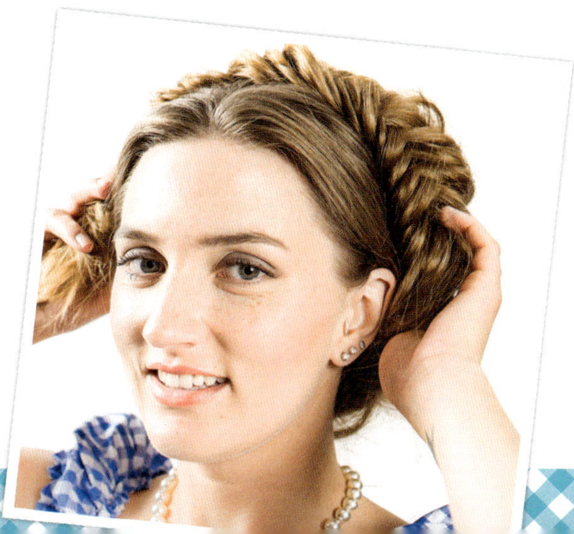

TIPP

Je feiner sich die kleinen Haarsträhnen von außen nach innen kreuzen, umso strukturierter und schöner wird der Fischgrätzopf. Er ist sehr einfach zu machen, erfordert aber etwas Zeit. Ein langer Fischgrätzopf lässt sich sehr gut als Bauernzopf um den Oberkopf legen.

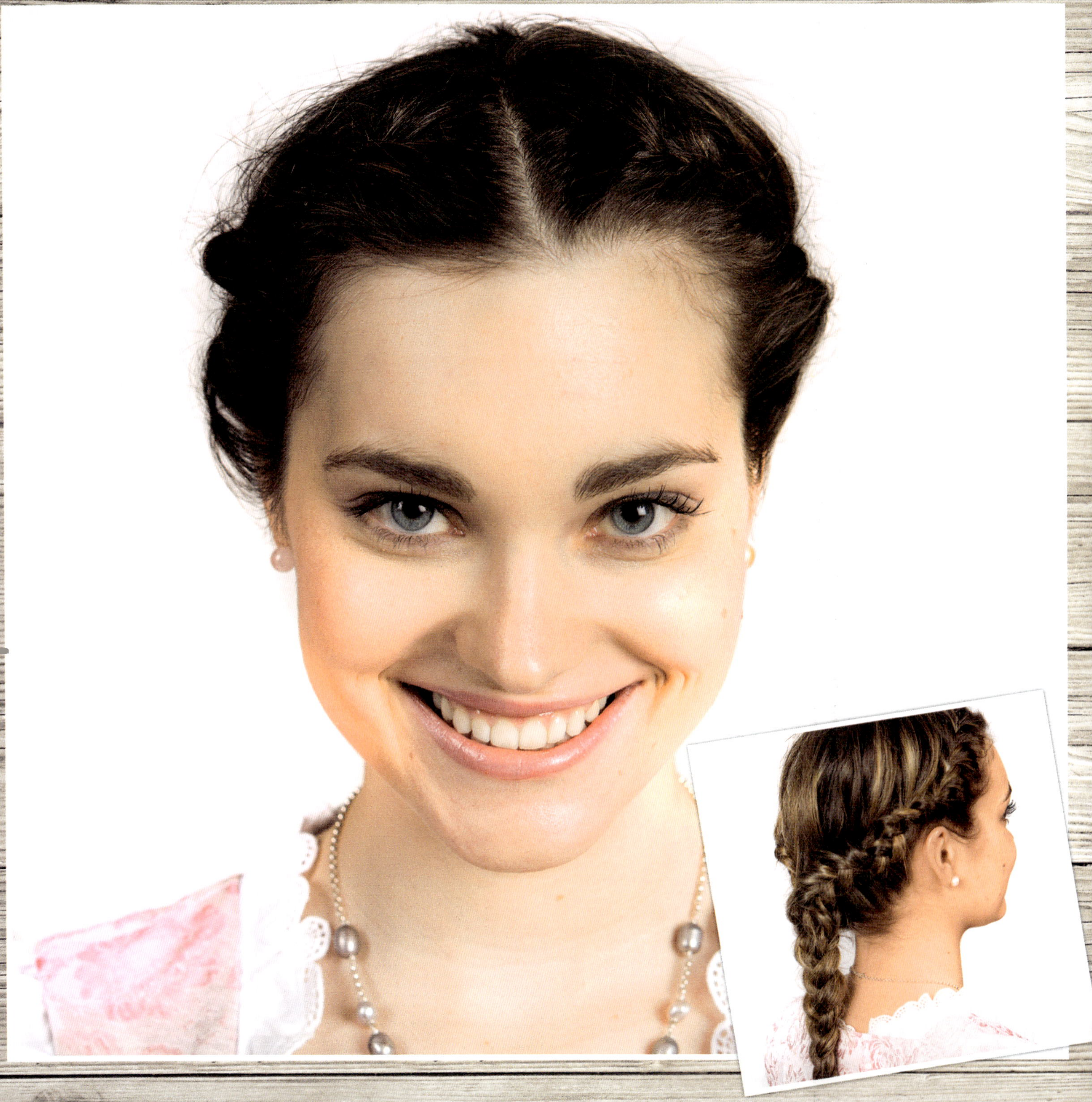

GRETCHENZOPF
mit Butterflytechnik

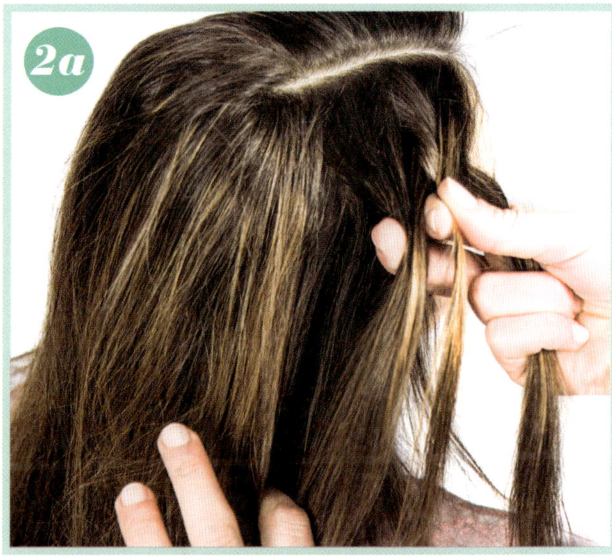

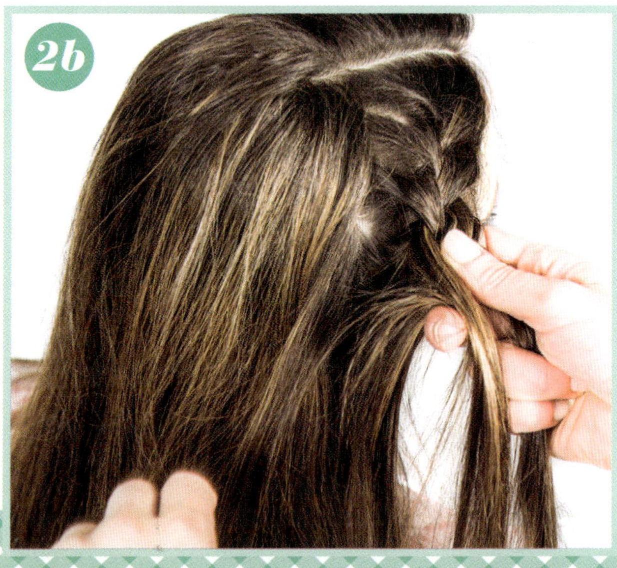

Schwierigkeit

Material
Stielkamm, kleine Haargummis, Haarklammern, Haarspray

Empfehlung für die Haarlänge
Kinn- bis Hüftlänge

1. Kämmen Sie die Haare gut durch und ziehen Sie einen Mittelscheitel.

2. Flechten Sie mit dünnen Strähnen vom Mittelscheitel bis zum Ohr einen französischen Zopf.

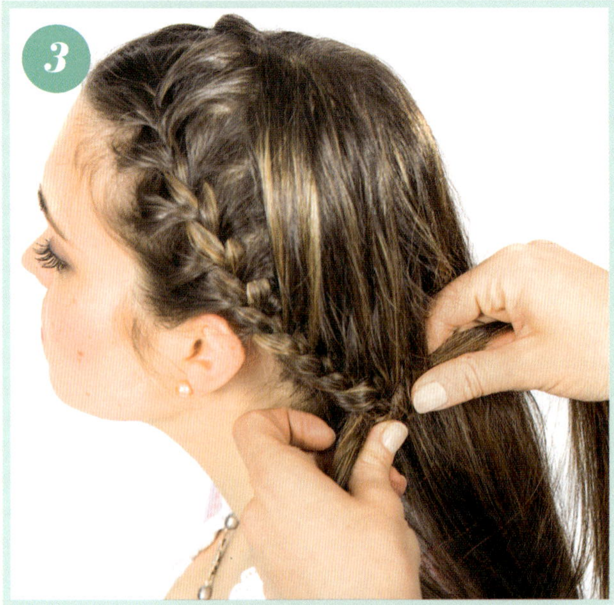

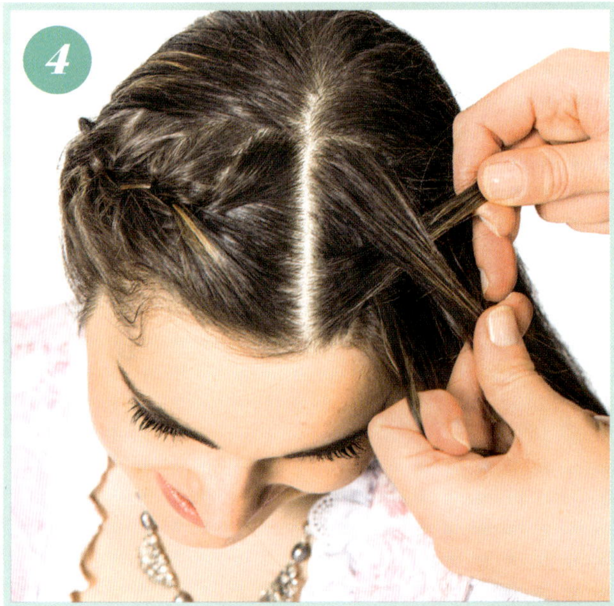

3. Arbeiten Sie dann bis zum Nacken mit der Butterflytechnik weiter. So erhält der Zopf eine klare Kontur.

4. Wiederholen Sie diesen Vorgang auf der anderen Seite.

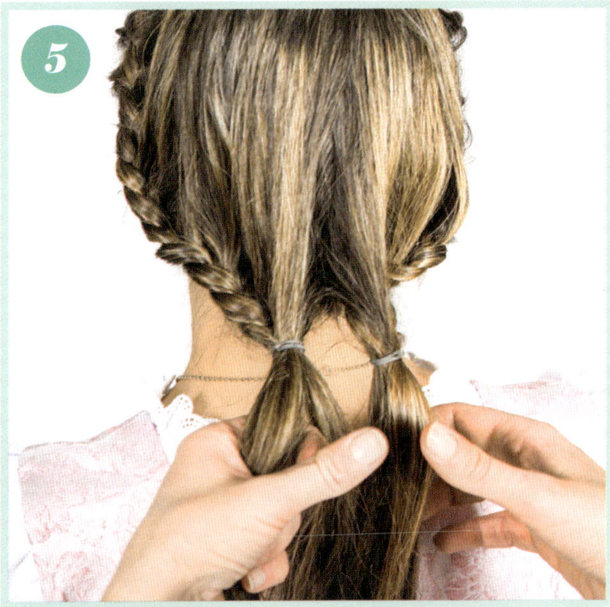

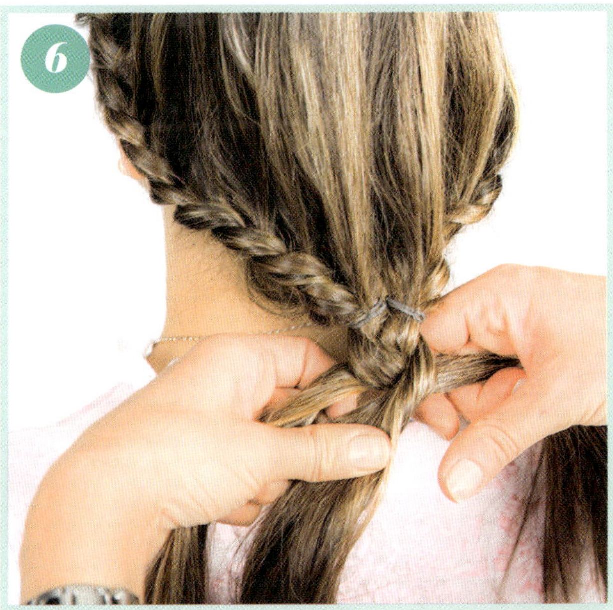

5. Flechten Sie die Butterflyzöpfe nur bis zum Nacken und befestigen Sie die Zöpfe mit kleinen Haargummis.

6. Flechten Sie mit den beiden Endteilen einen normalen Zopf bis zu den Haarspitzen.

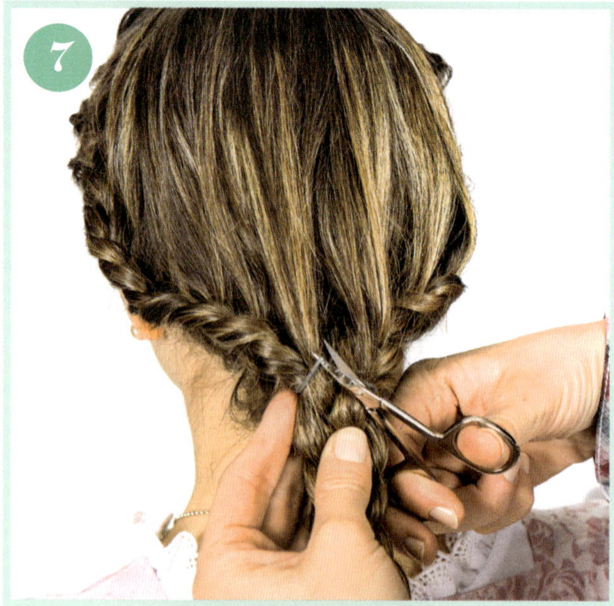

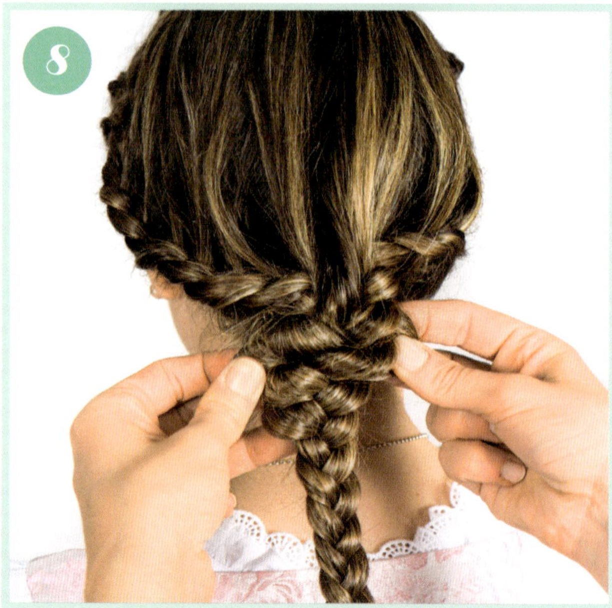

7. Schneiden Sie die Gummis mit einer kleinen Schere ab.

8. Ziehen Sie den Zopf auseinander, sodass er mehr Breite und Volumen bekommt.

TIPP

Sie können die Zopfenden lose heraushängen lassen oder zu einem Dutt hochstecken. Alternativ eignet sich die Frisur hervorragend als Grundfrisur für einen Haarkranz.

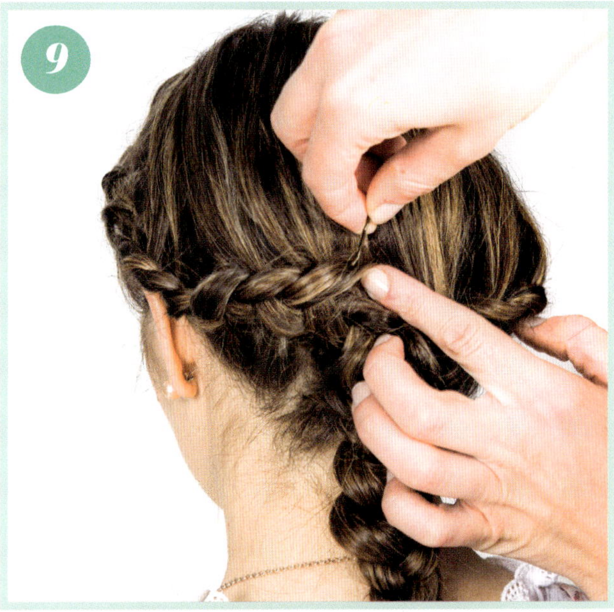

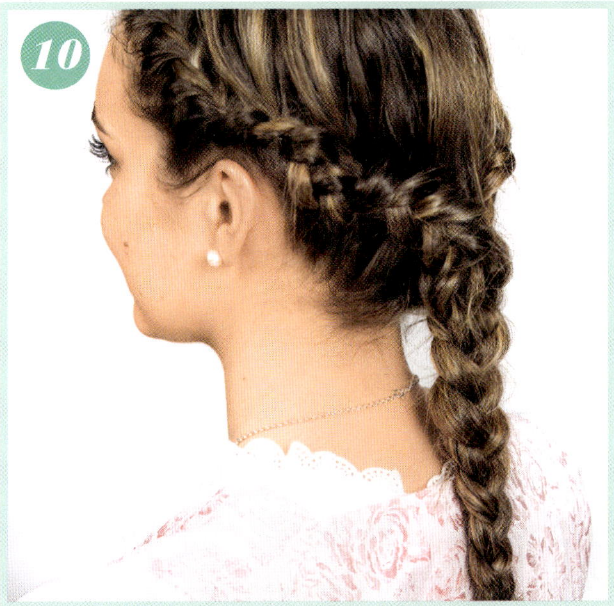

9. Heben Sie die Enden der Butterflyzöpfe an und stecken Sie sie mit einer Haarklammer fest.

10. Fixieren Sie die Frisur mit Haarspray.

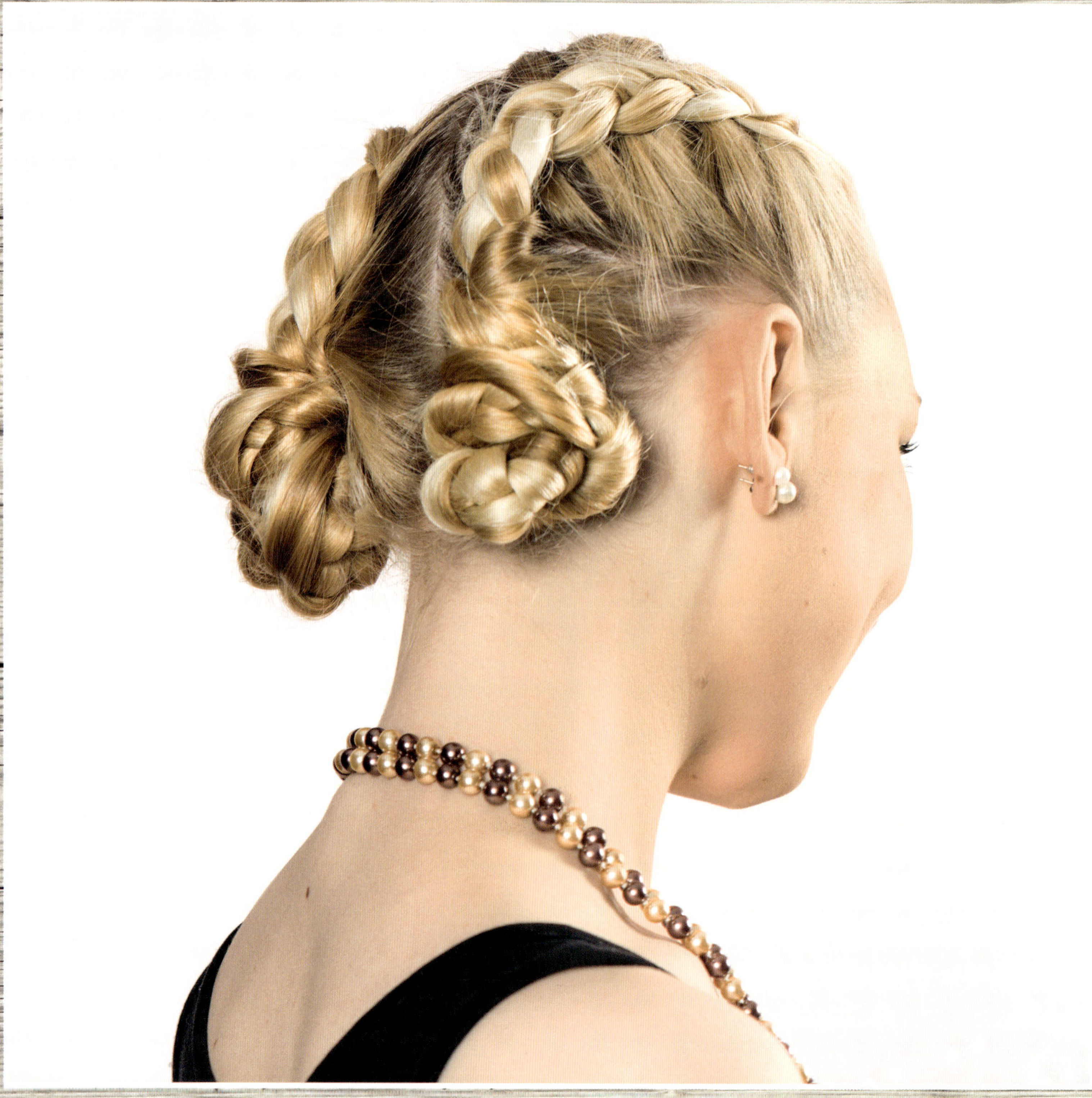

Holländischer DOPPELDUTT

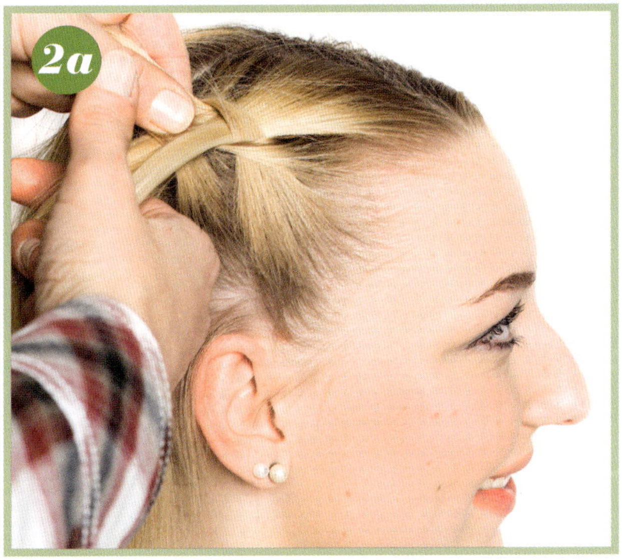

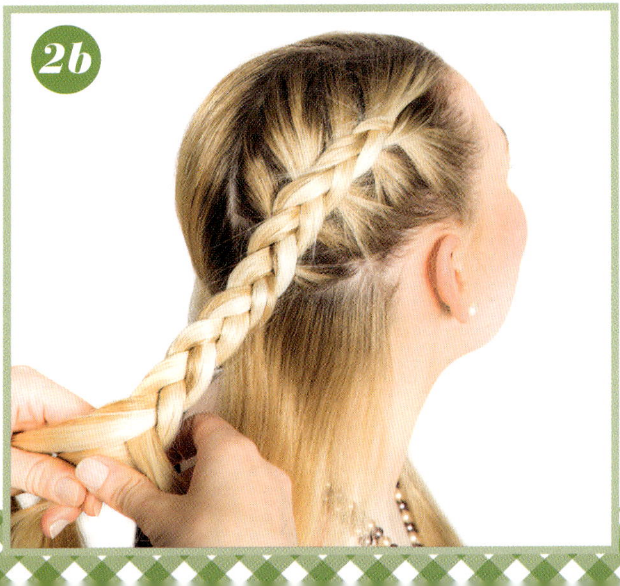

Schwierigkeit

Material

Stielkamm, Haargummis, Haarklammern oder Haarnadeln, Haarspray

Empfehlung für die Haarlänge

Schulter- bis Taillenlänge

1. Kämmen Sie die Haare gut durch und ziehen Sie einen Mittelscheitel.

2. Flechten Sie rechts des Mittelscheitels einen holländischen Zopf. Die Aufnahme der Haare endet bereits am mittleren Oberkopf.

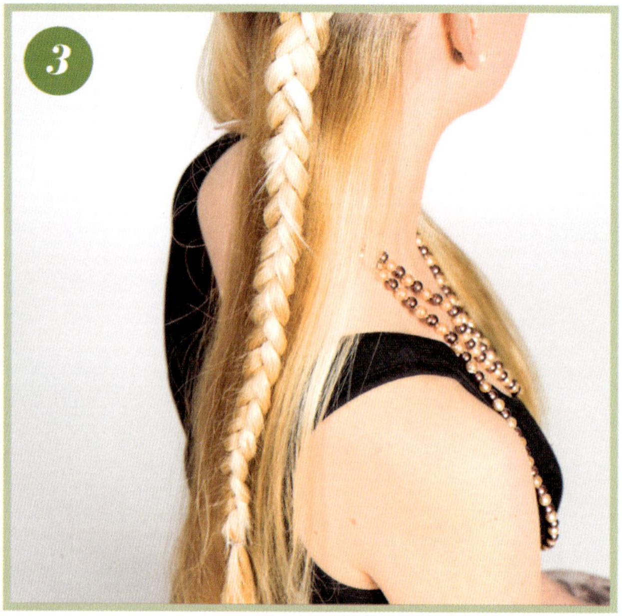

3. Flechten Sie den Zopf bis zum Ende normal weiter und befestigen Sie ihn mit einem kleinen Haargummi.

4. Wiederholen Sie diesen Vorgang auf der linken Seite.

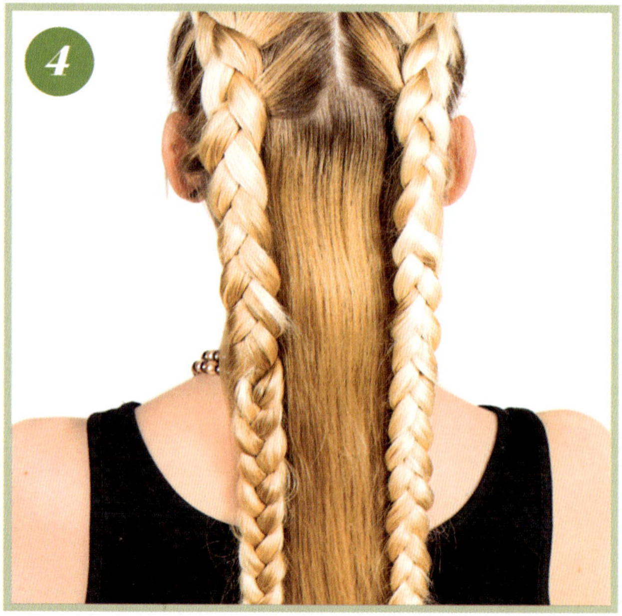

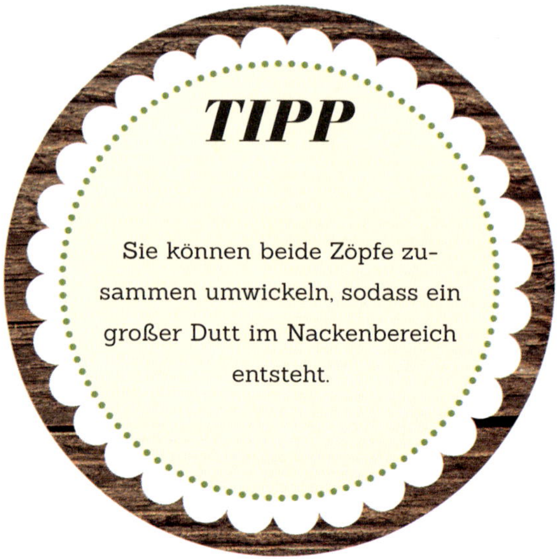

TIPP

Sie können beide Zöpfe zusammen umwickeln, sodass ein großer Dutt im Nackenbereich entsteht.

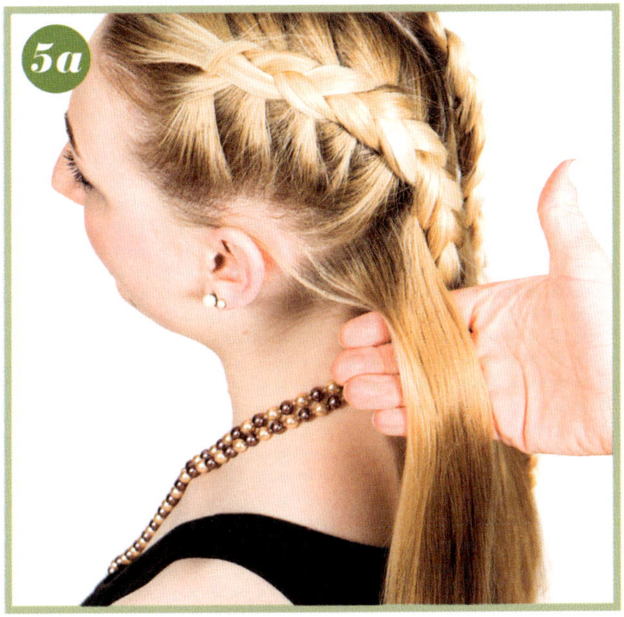

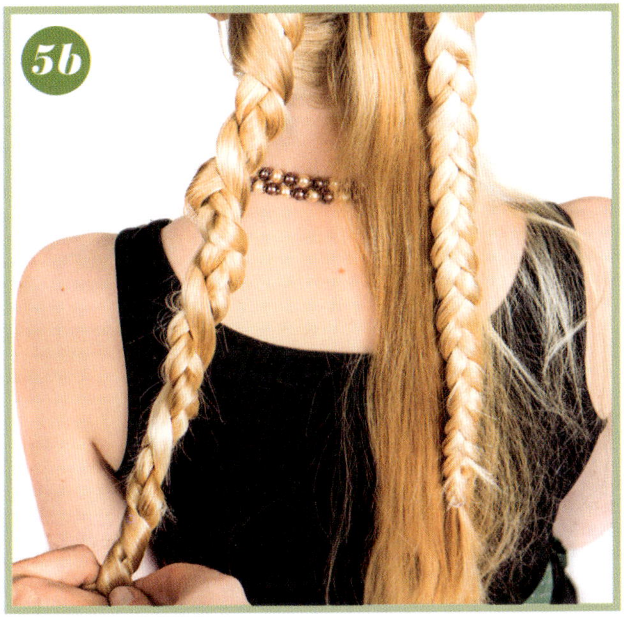

5. Umwickeln Sie die Zöpfe mit den Haaren vom unteren Hinterkopf.

6. Drehen Sie die Zöpfe nochmals um sich selbst.

7. Befestigen Sie den Dutt in Höhe des Ohrs mithilfe von Haarklammern oder Haarnadeln.

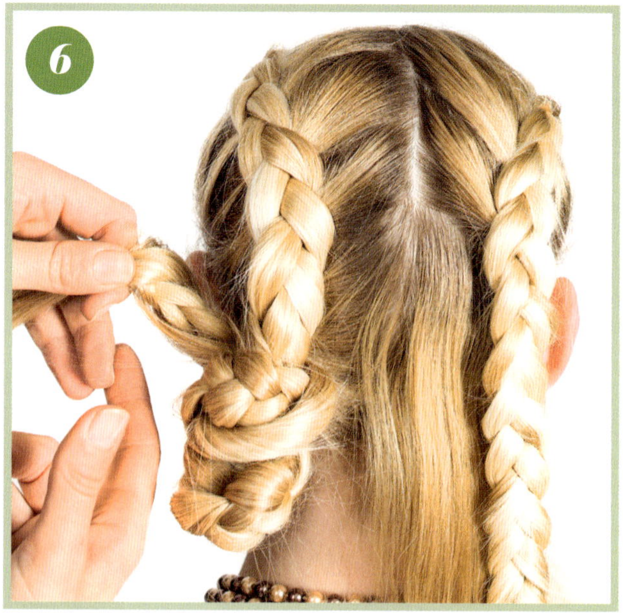

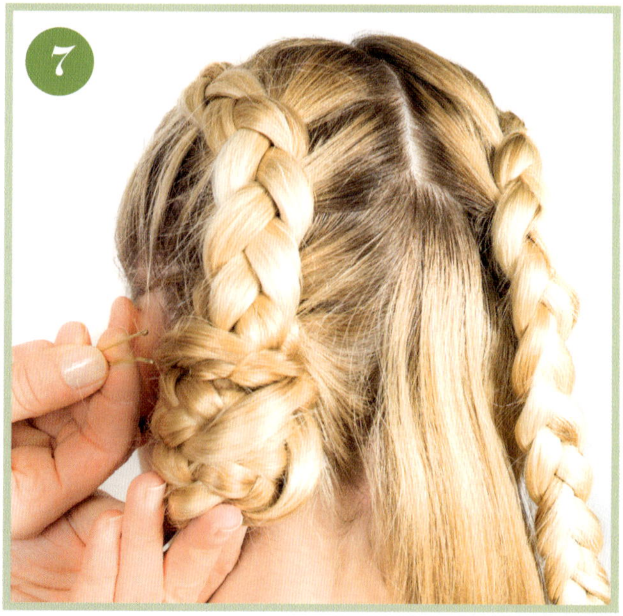

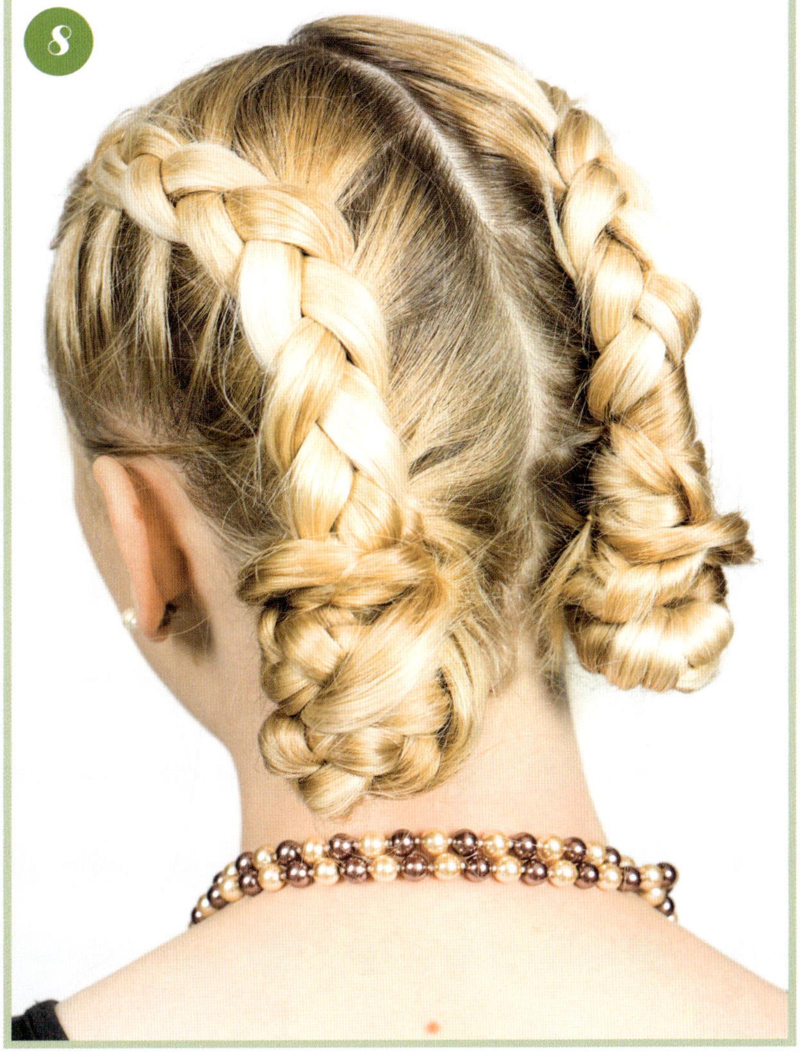

8. Wiederholen Sie diesen Vorgang auf der anderen Seite.

9. Fixieren Sie die Frisur mit Haarspray.

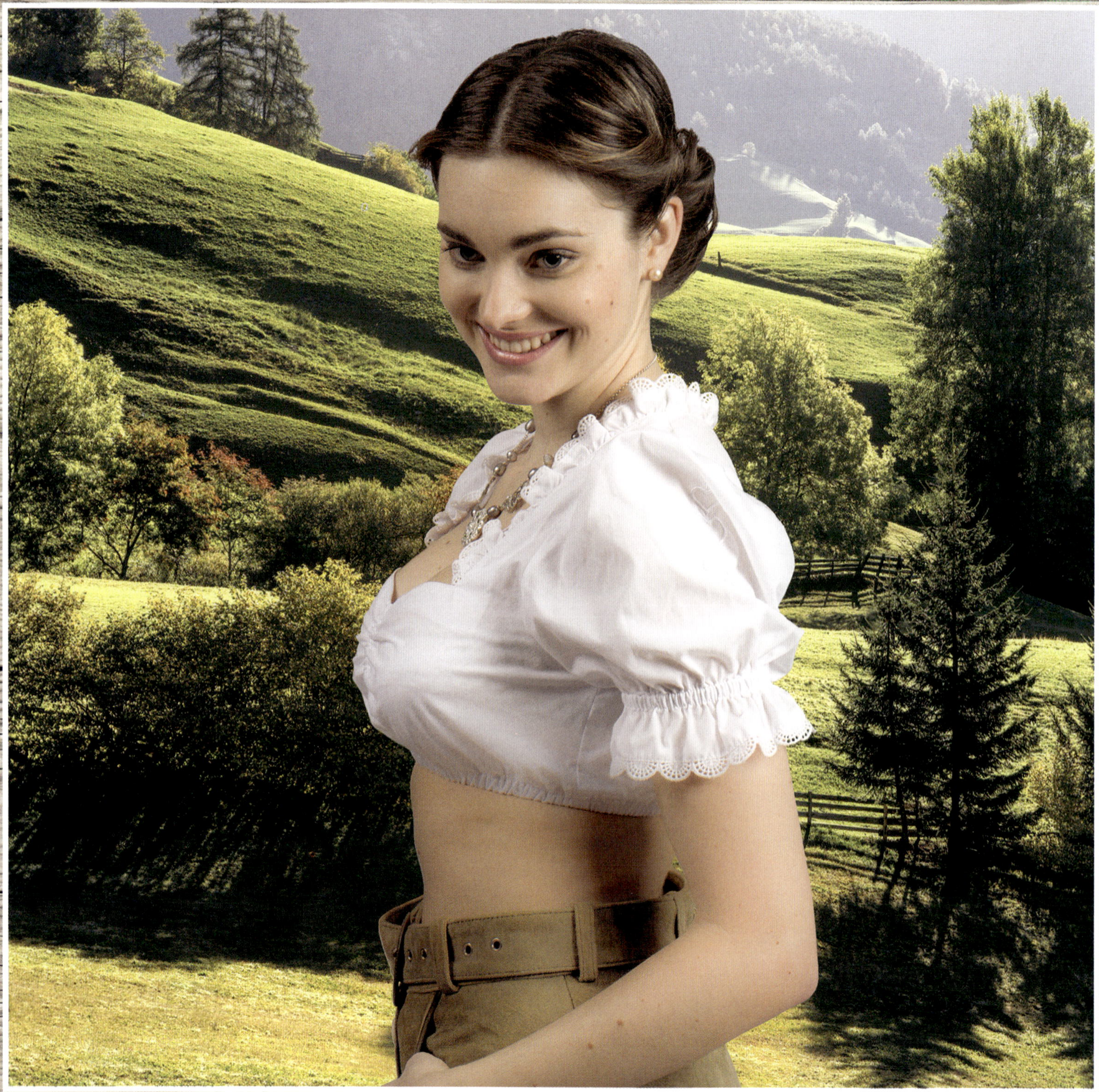

SEITENKRANZ *mit Knotendutt*

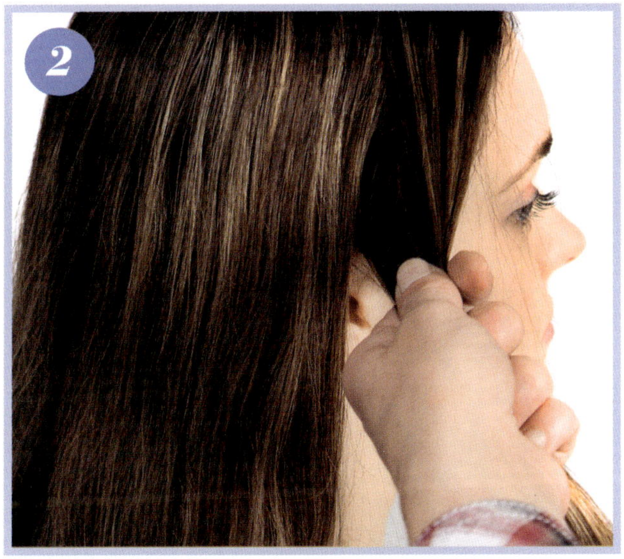

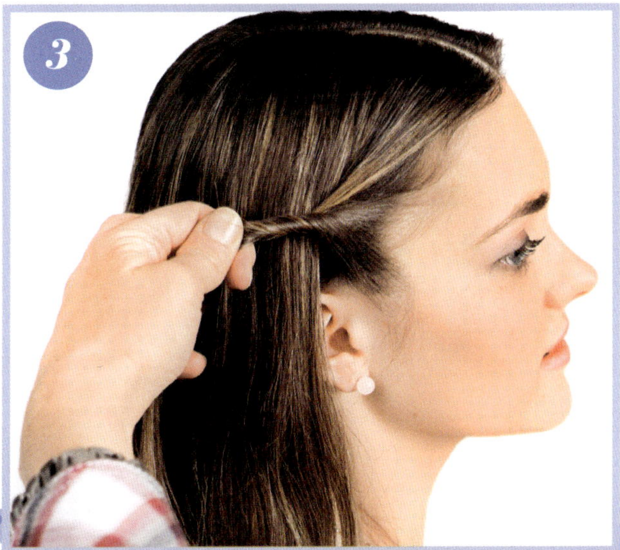

Schwierigkeit

Material

Stielkamm, Haarklammern oder Haarnadeln, großer Haarclip, kleines Haargummi, Haarspray

Empfehlung für die Haarlänge

Kinn- bis Brustkorblänge

1. Kämmen Sie die Haare gut durch und ziehen Sie einen Mittelscheitel.

2. Teilen Sie zwei untereinanderliegende Strähnen zwischen Scheitel und Ohransatz ab.

3. Umwickeln Sie die erste Strähne mit der zweiten.

4. Umwickeln Sie die Strähne mit einer weiteren Strähne.

5. Fahren Sie fort, bis Sie am Hinterkopf angelangt sind. Stecken Sie die getwisteten Teile zwischendurch mit einer Haarnadel oder Haarklammer fest.

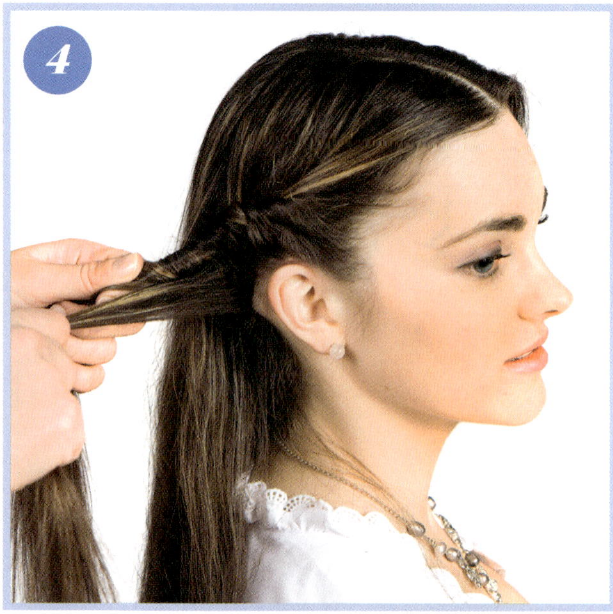

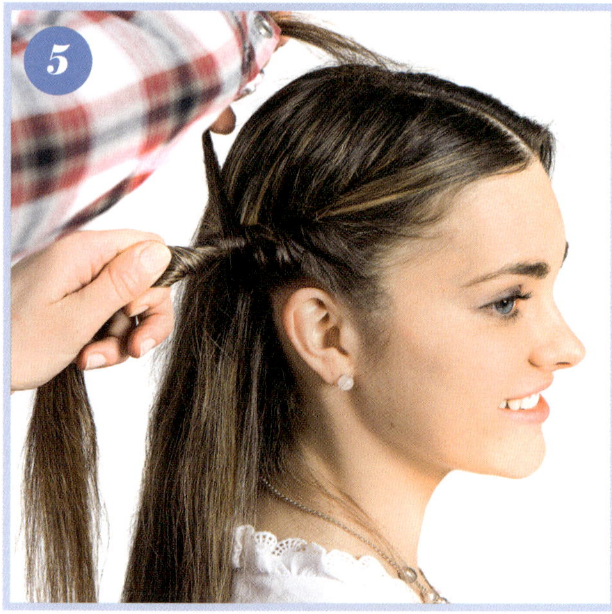

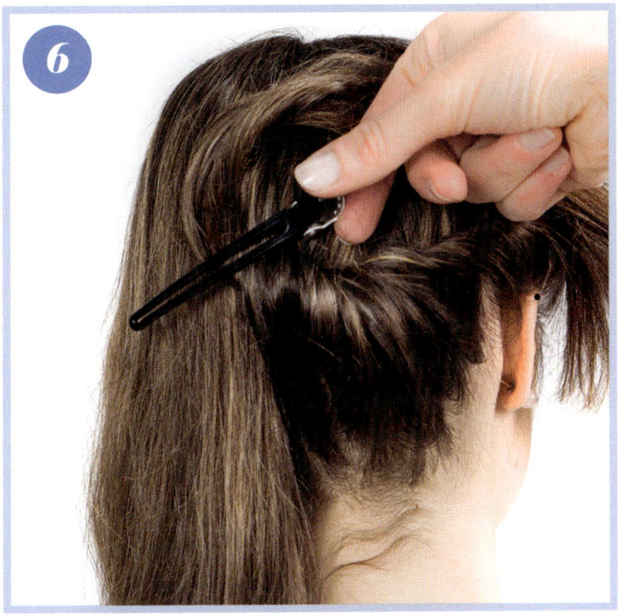

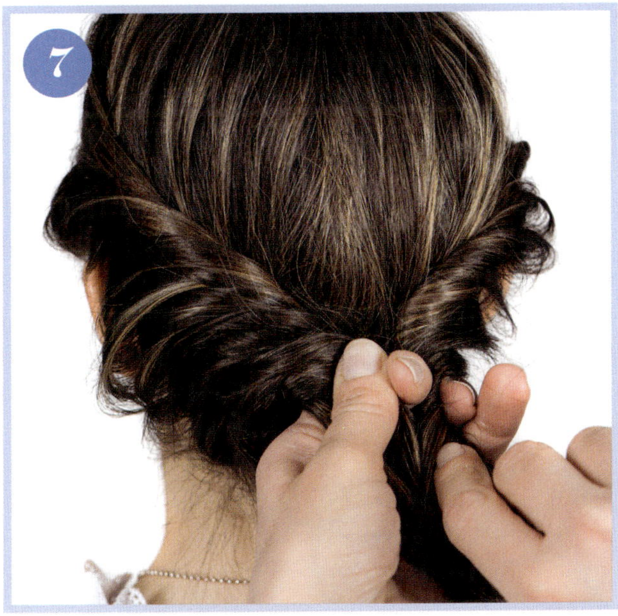

6. Befestigen Sie den halben aufgedrehten Haarkranz mit einem großen Clip, sodass er nicht aufgeht.

7. Wiederholen Sie diesen Vorgang auf der anderen Seite.

8. Drehen Sie die beiden Enden vom Ansatz bis zu den Spitzen mehrfach umeinander.

9. Stecken Sie den Knoten mit Haarnadeln fest.

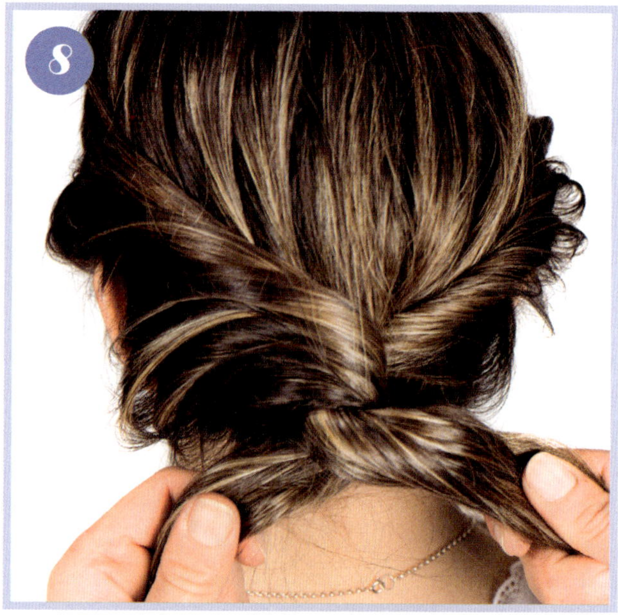

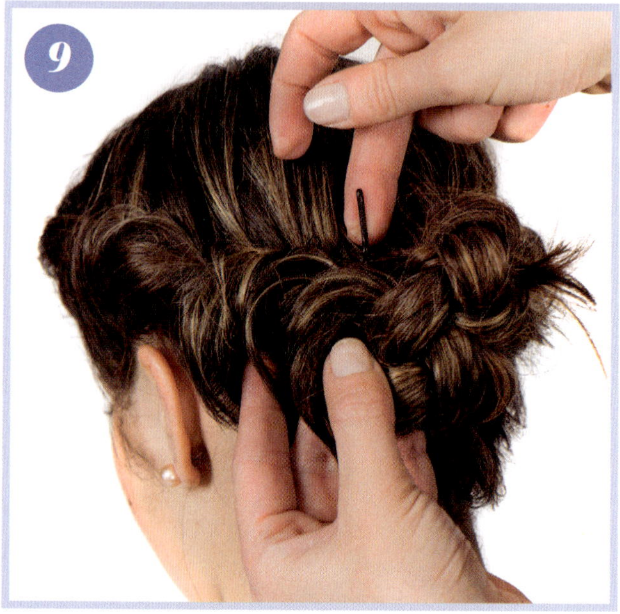

TIPP

Der Dutt kann links, rechts oder in der Mitte platziert werden.
Anstatt zu twisten, können hier alle weiteren Flechttechniken angewendet werden.
Bei sehr feinem Haar können Sie den Oberkopf vorher antoupieren oder zu einem späteren Zeitpunkt mit einem Stielkamm anheben.

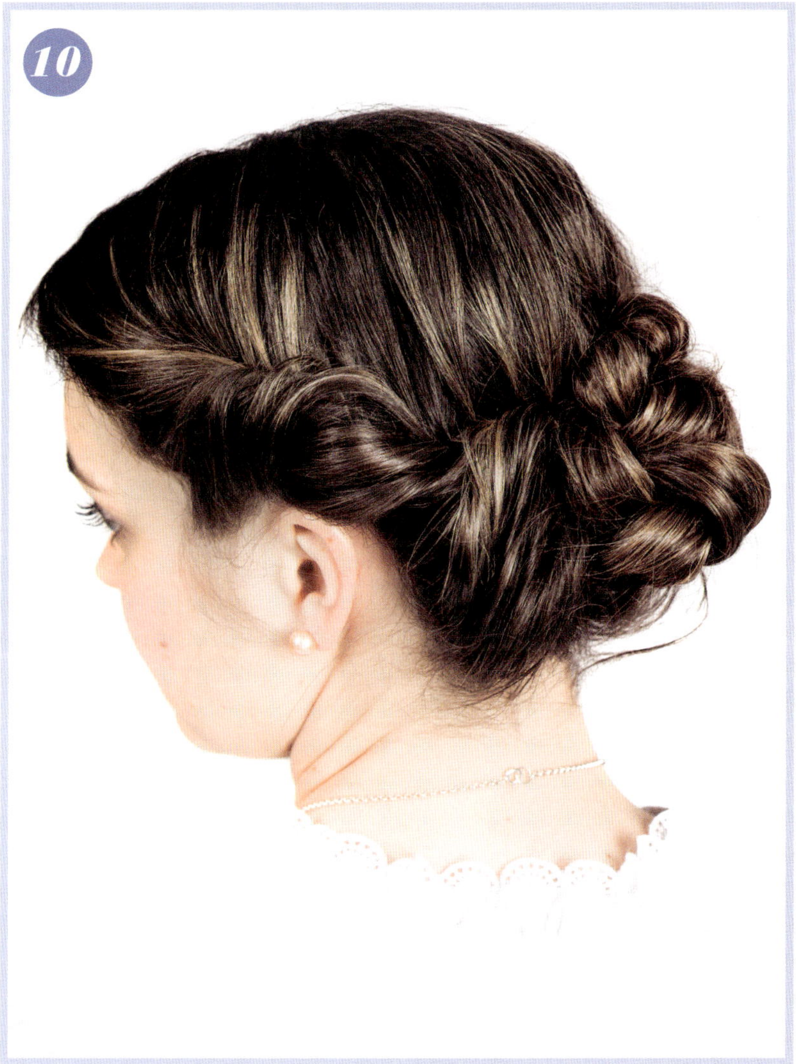

10. Fixieren Sie die Frisur mit Haarspray.

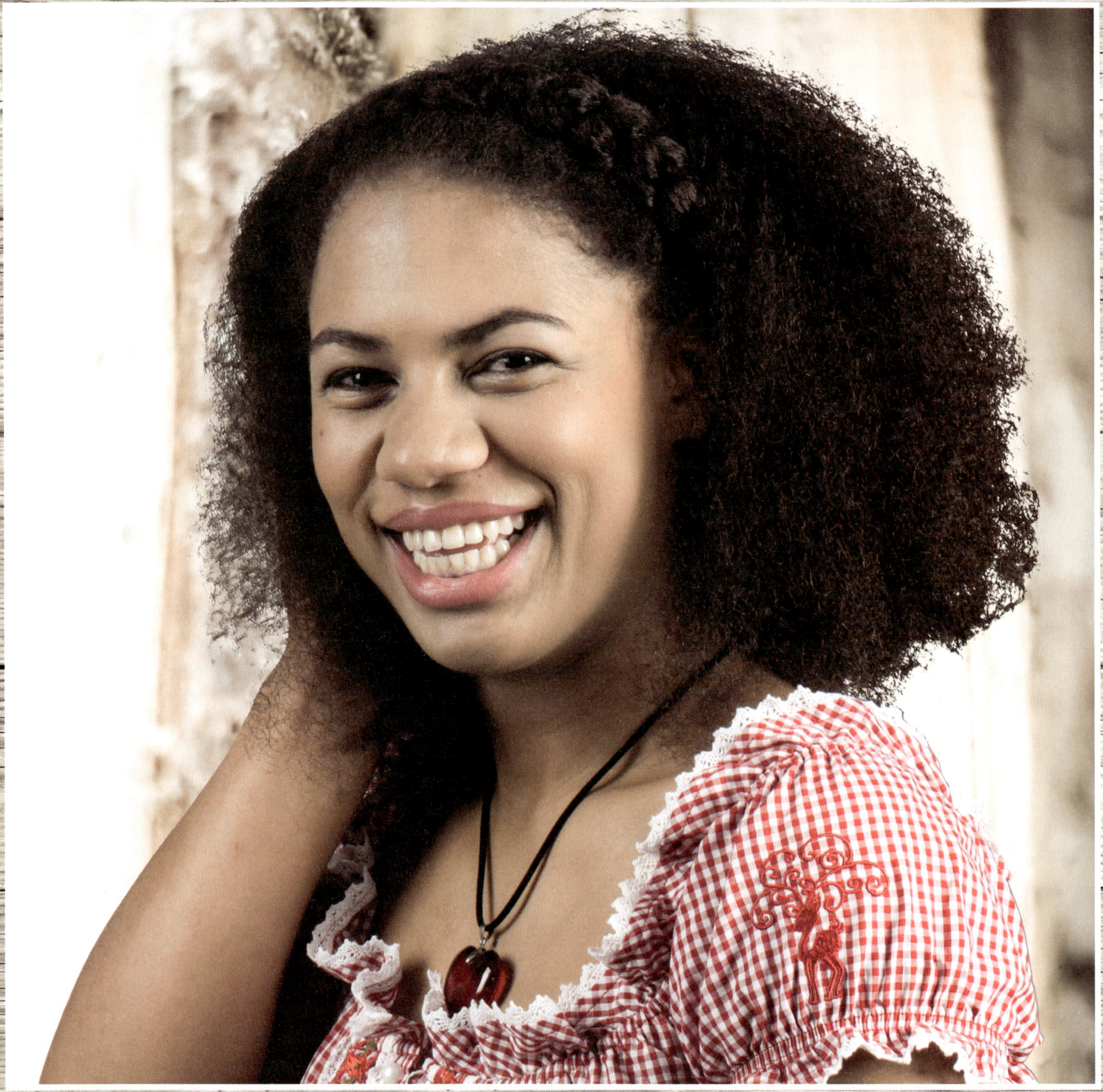

Französischer STIRNKRANZ

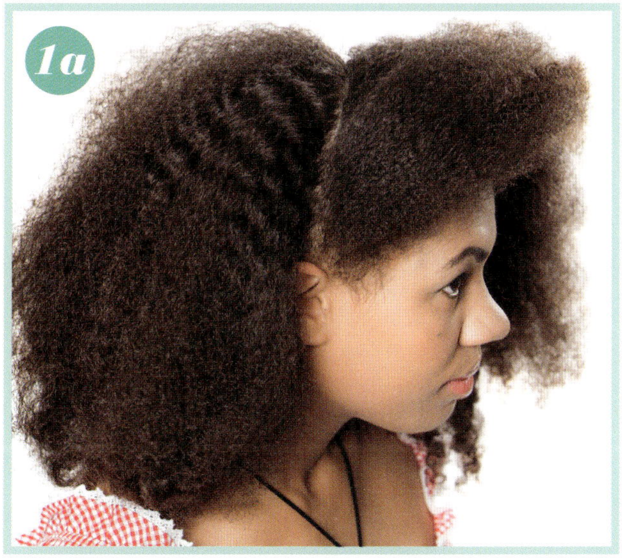

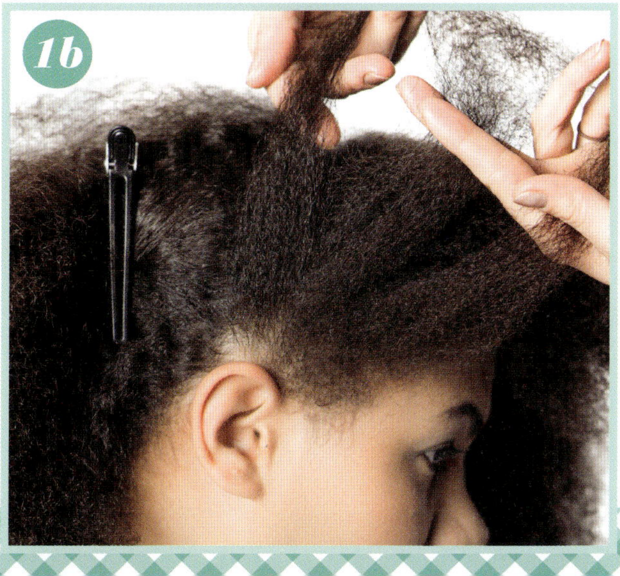

Schwierigkeit

Material
Stielkamm, Haargummi, Haarklammern, Haarspray

Empfehlung für die Haarlänge
Kinn- bis Taillenlänge

1. Teilen Sie eine dicke Haarpartie von Ohr zu Ohr ab und beginnen Sie, einen französischen Zopf zu flechten.

2. Flechten Sie den französischen Zopf von Ohr zu Ohr.

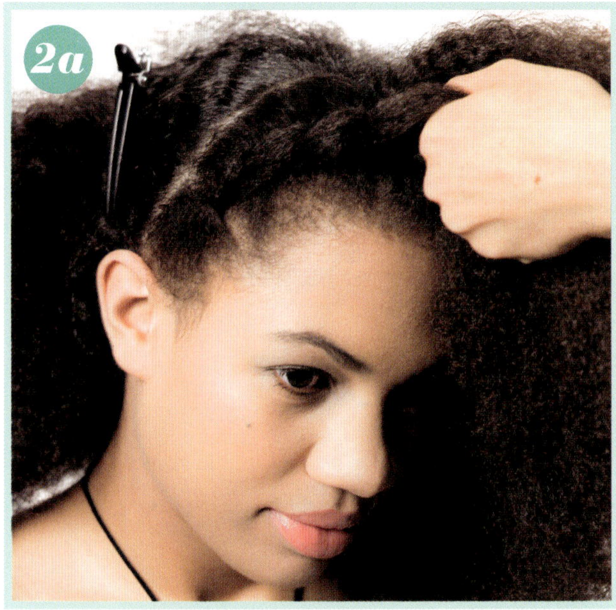

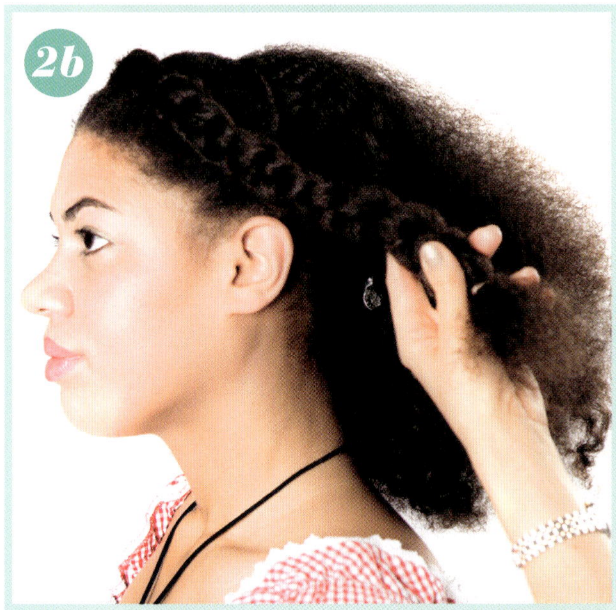

TIPP

Diese Frisur ist recht einfach, aber sehr effektvoll. Nach Belieben können Sie noch einen Haarschmuck einarbeiten oder feststecken.

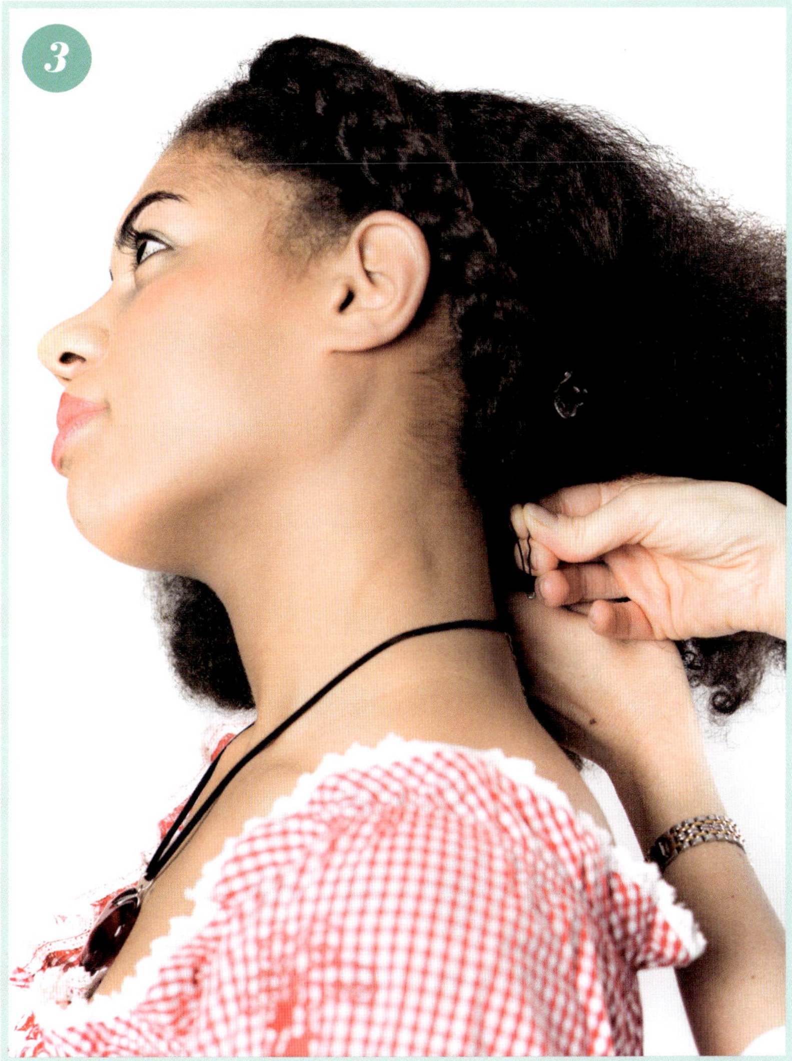

3. Befestigen Sie den Zopf mit einem Gummi und stecken ihn unsichtbar im Nacken fest.

4. Fixieren Sie die Frisur mit Haarspray.

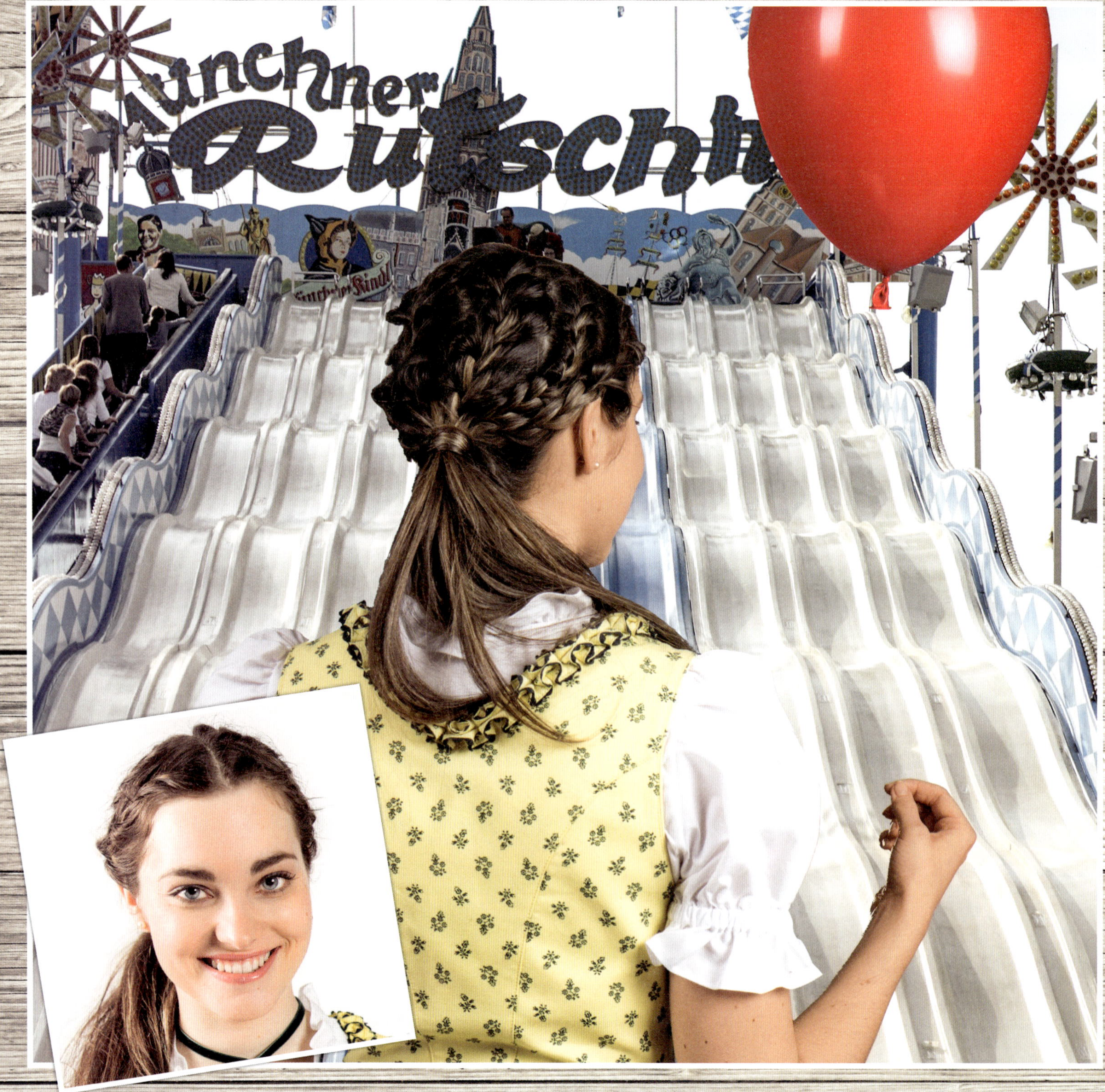
ünchner
Rutschn

OBERKOPFZÖPFE
mit Pferdeschwanz

Schwierigkeit

Material
Stielkamm, kleine Haargummis, Haarklammern oder Haarnadeln, Haarspray

Empfehlung für die Haarlänge
Schulter- bis Hüftlänge

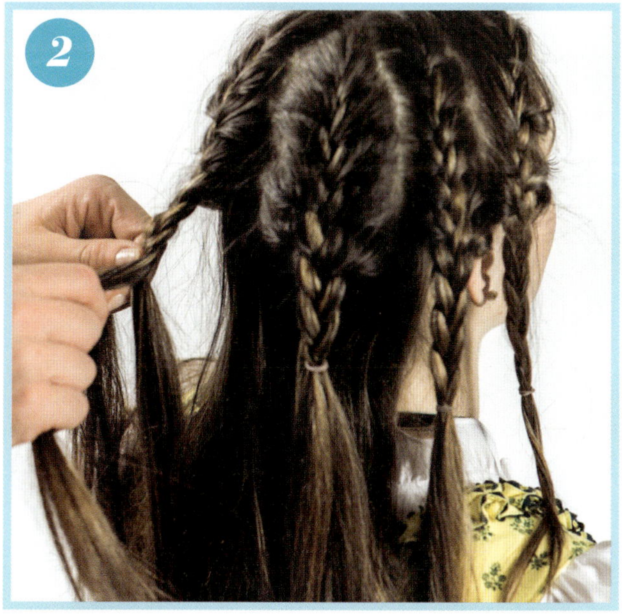

1. Kämmen Sie die Haare gut durch.

2. Flechten Sie über den gesamten Oberkopf verteilt sechs dünne französische Zöpfe etwa bis zur Kinnlinie und befestigen Sie jeden einzeln mit einem kleinen Haargummi. Beachten Sie, dass die vorderen Zöpfe länger als die hinteren geflochten werden müssen.

3. Nehmen Sie die Zöpfe mit den restlichen Haaren zu einem Zopf zusammen und umwickeln Sie ihn mit einer Strähne.

4. Stecken Sie die Spitzen der Strähne mit einer Haarklammer fest.

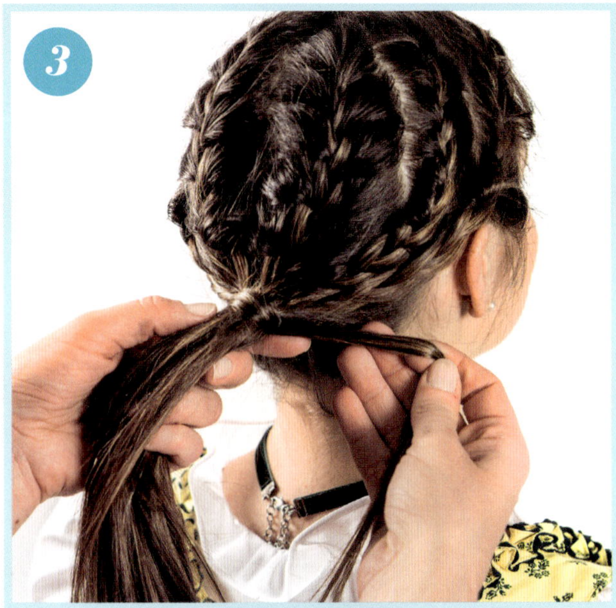

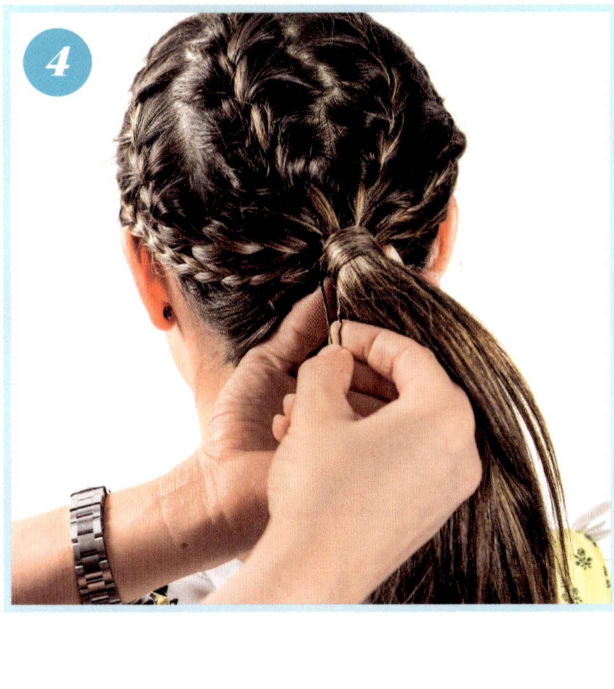

TIPP

Hier können Sie normale Zöpfe, Fischgrät-, französische oder holländische Zöpfe flechten. Für mehr Volumen können Sie den Pferdeschwanz leicht antoupieren und mit Volumenpuder bestäuben.

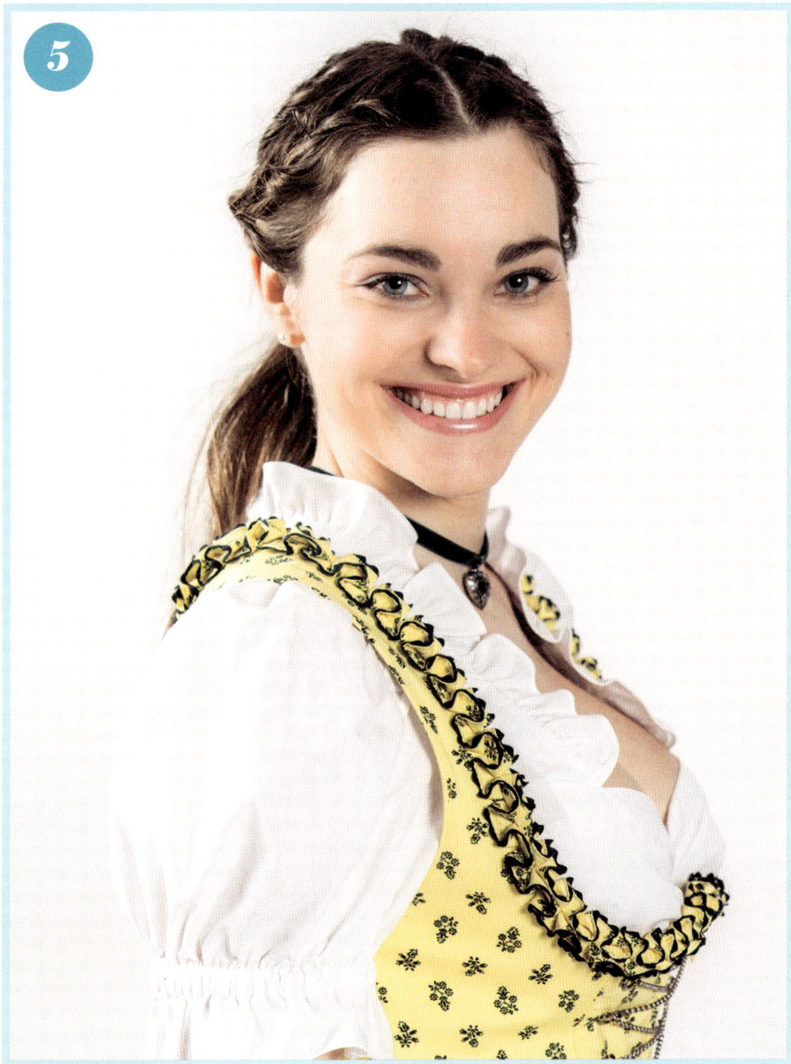

5. Fixieren Sie die Frisur mit Haarspray.

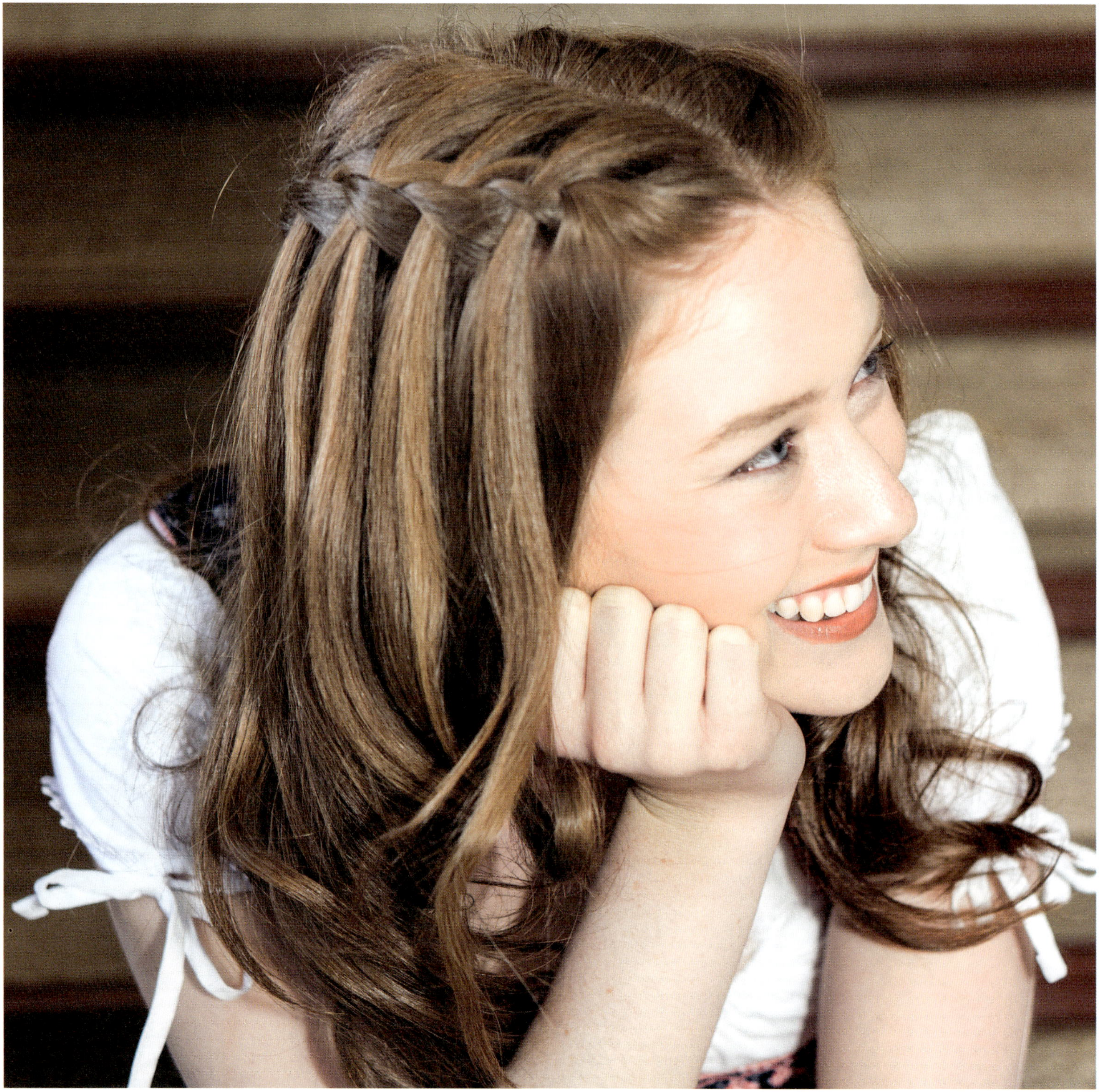

Romantischer WASSERFALLZOPF

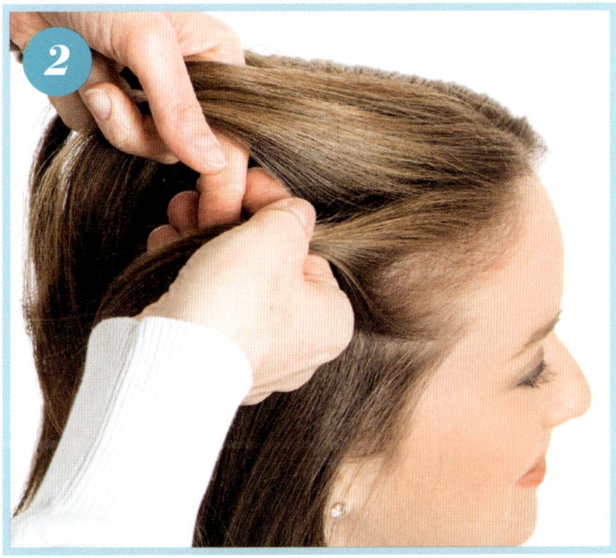

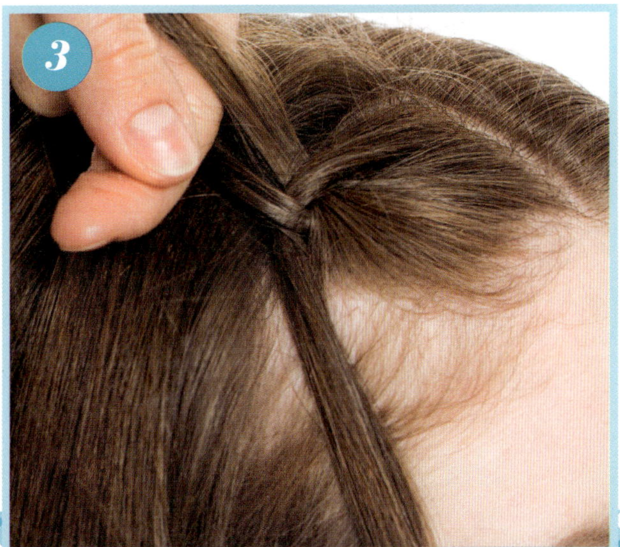

Schwierigkeit

Material
Stielkamm, kleine Haargummis, Lockenstab, Haarspray

Empfehlung für die Haarlänge
Kinn- bis Hüftlänge

1. Kämmen Sie die Haare gut durch und ziehen Sie einen Mittelscheitel.

2. Nehmen Sie eine große Haarpartie vom Mittelscheitel bis maximal 3 cm über den Ohren in die Hand und teilen Sie sie in drei Strähnen.

3. Flechten Sie die erste Strähne normal.

4. Lassen Sie die untere bereits geflochtene Strähne fallen und nehmen stattdessen die direkte Nachbarsträhne auf. Flechten Sie mit der Nachbarsträhne französisch weiter.

5. Nehmen Sie mit dem kleinen Finger oder Zeigefinger von der oberen Seite eine weitere Strähne hinzu, fügen Sie sie zur linken bereits geflochtenen Strähne bei und kreuzen Sie sie französisch.

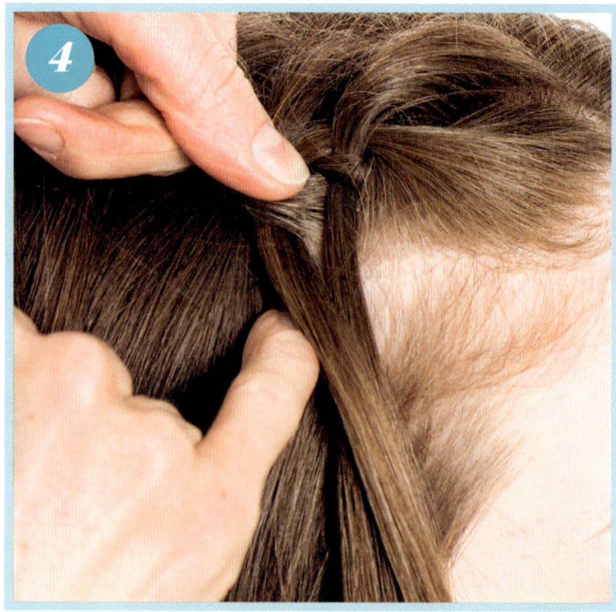

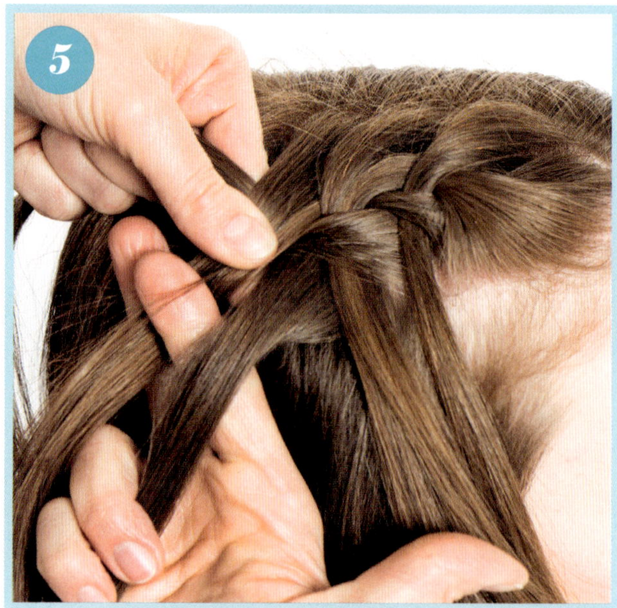

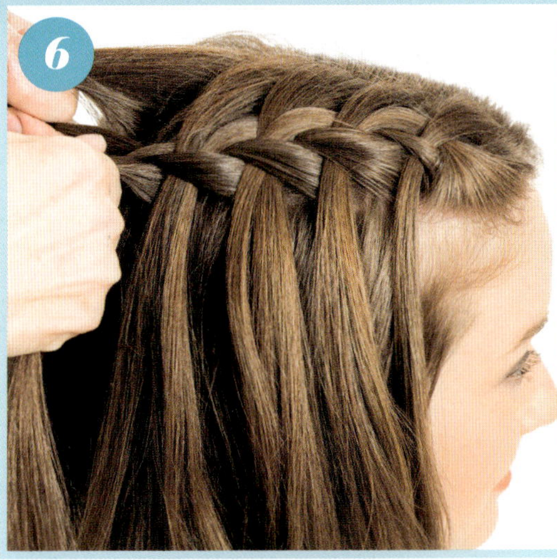

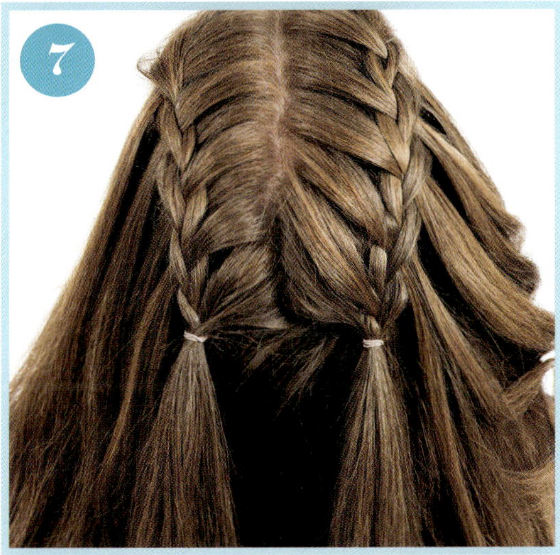

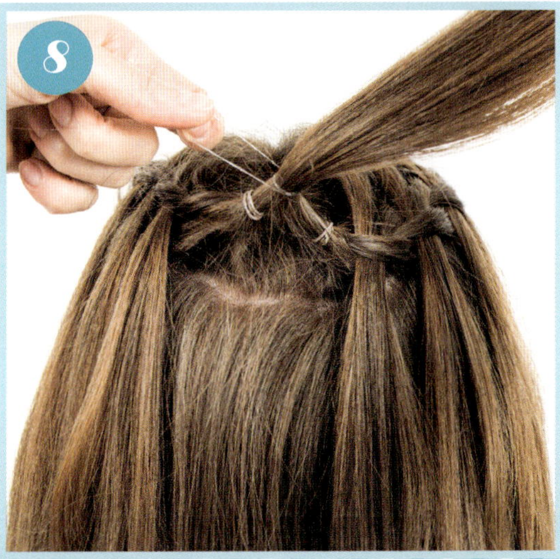

6. Flechten Sie weiter bis zur Mitte des Hinterkopfes und fixieren Sie den Zopf mit einem kleinen Haargummi.

7. Wiederholen Sie den Vorgang auf der anderen Seite.

8. Fassen Sie die beide Zöpfe zusammen.

9. Entfernen Sie die beiden ersten Haargummis.

10. Umwickeln Sie den fertigen Zopf mit einer kleinen Haarsträhne.

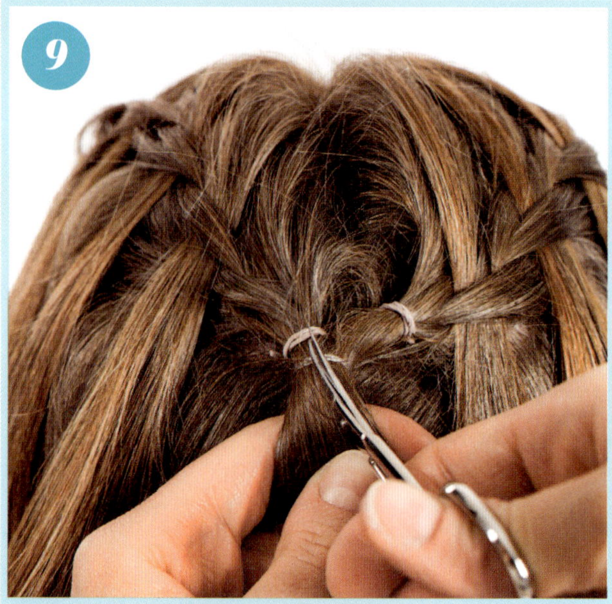

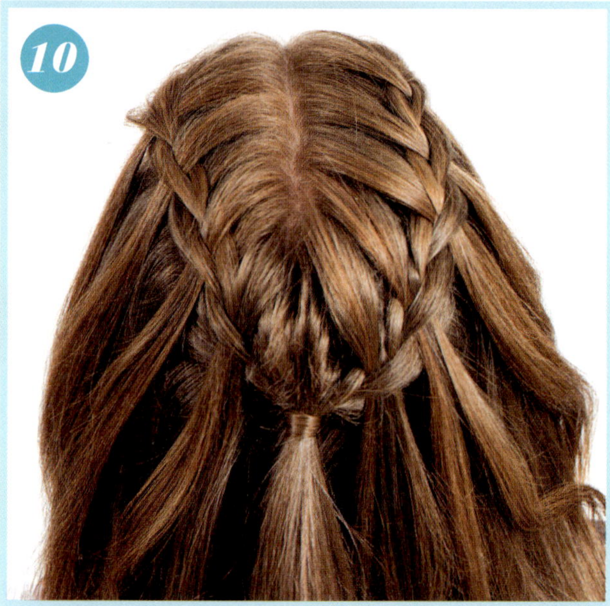

TIPP

Sie können den Wasserfallzopf am Hinterkopf weiterflechten und erhalten somit einen Kranz. Ebenfalls kann die Dicke und Festigkeit der einzelnen Flechtungen variieren.

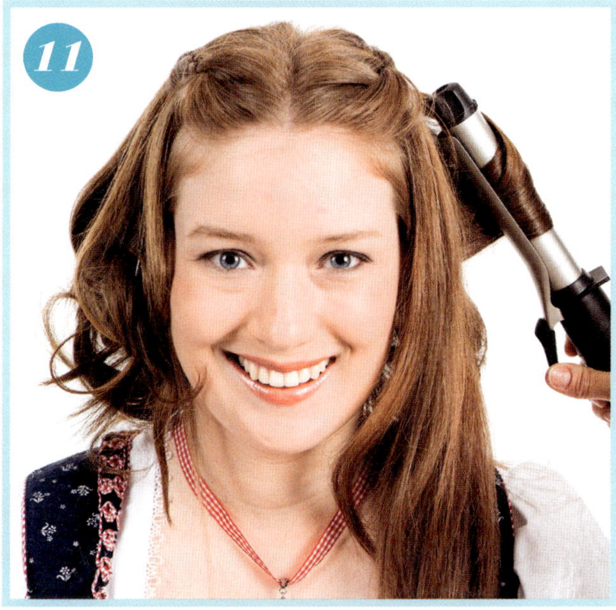

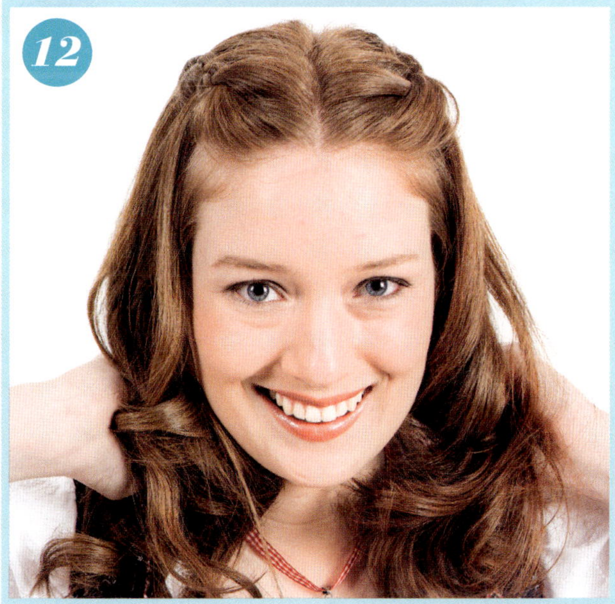

11. Benutzen Sie einen dickeren Lockenstab und drehen Sie sanfte Locken ins Haar.

12. Fixieren Sie die Frisur mit Haarspray.

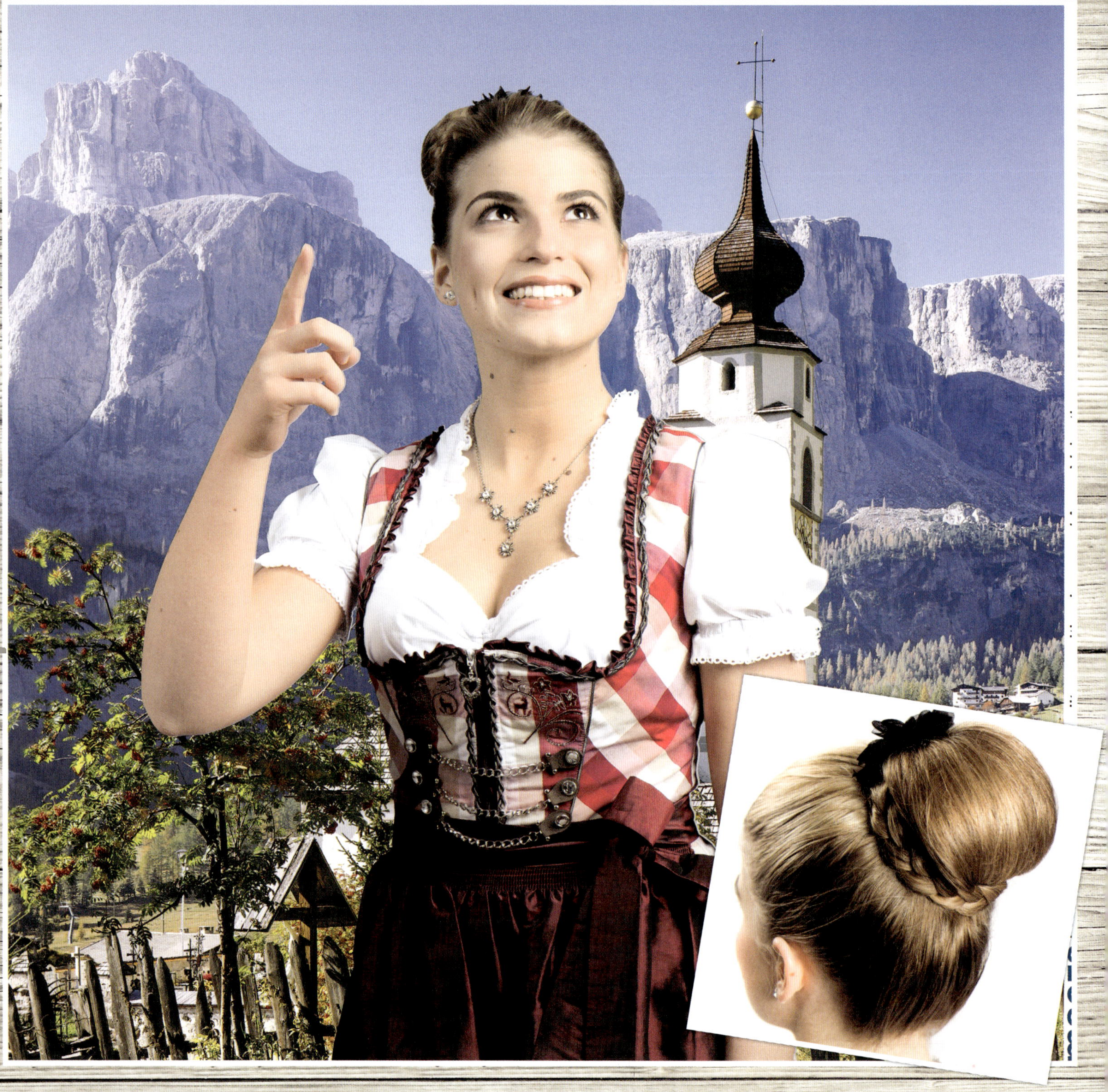

DUTT
mit Flechtkranz

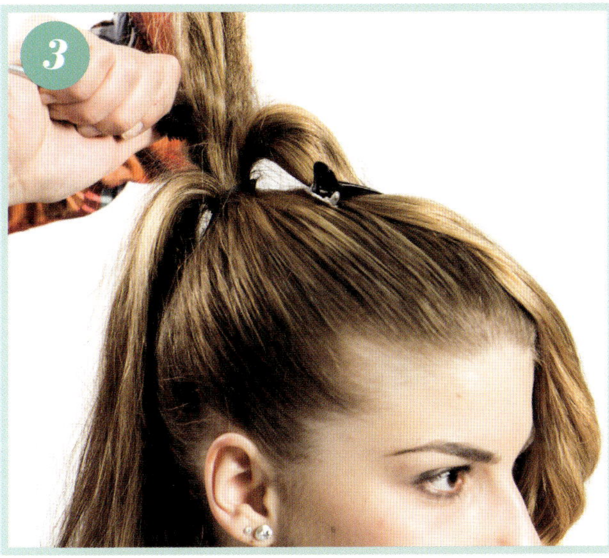

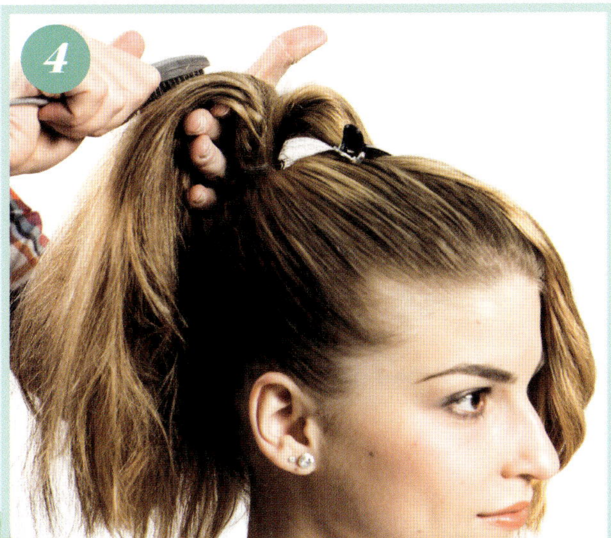

Schwierigkeit

Material
Stielkamm, Haarclip, Toupierkamm, Haarspray, Haarkissen, Haarklammern oder Haarnadeln

Empfehlung für die Haarlänge
Schulter- bis Hüftlänge

1. Kämmen Sie die Haare gut durch.

2. Binden Sie einen festen Zopf am Oberkopf.

3. Teilen Sie das oberste Drittel des Zopfes ab und clipsen Sie es am Oberkopf fest. Der restliche Zopf wird stark toupiert.

4. Glätten Sie die Oberfläche des toupierten Haars mit einem Kamm und geben Sie Haarspray darauf.

5. Rollen Sie die toupierten Haare in ein Haarkissen ein. Fangen Sie mit den Spitzen an und enden am Ansatz. Achten Sie darauf, dass die geglätteten Oberhaare zum Vorschein kommen.

6. Befestigen Sie das Haarkissen mit Haarklammern am Kopf und bringen Sie es in Form.

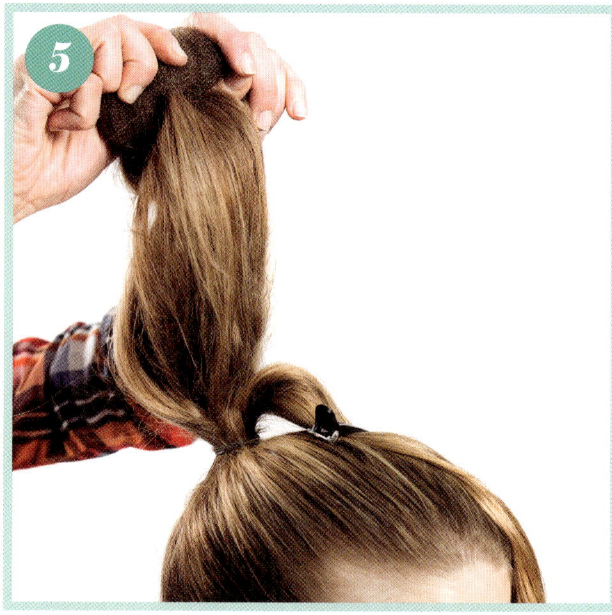

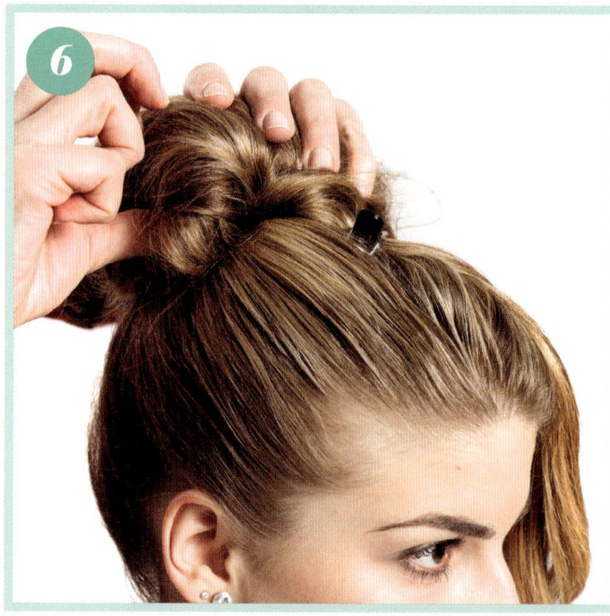

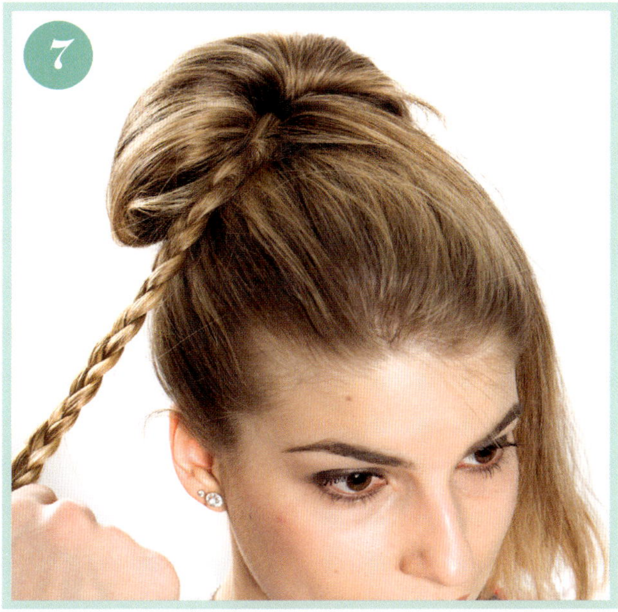

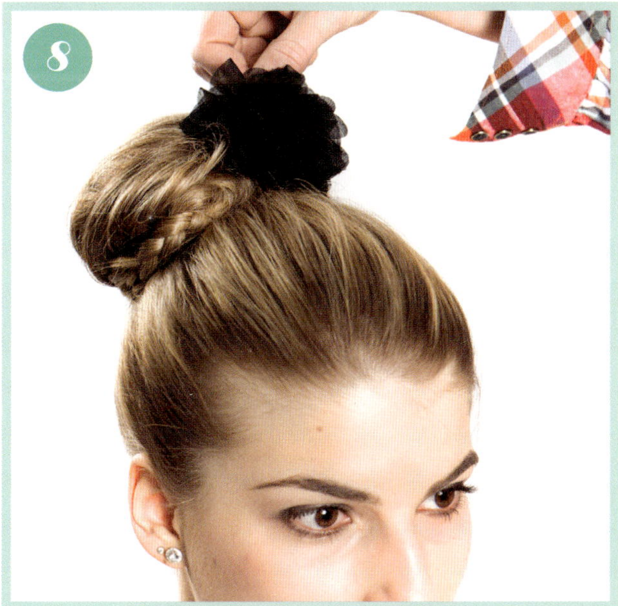

7. Flechten Sie die abgetrennte Strähne zu zwei normalen Zöpfen. Umwickeln Sie mit den Zöpfen den eingerollten Dutt und befestigen Sie die Zöpfe.

8. Befestigen Sie eine Blume zwischen den beiden Zöpfen.

9. Fixieren Sie die Frisur mit Haarspray.

TIPP

Anstatt mit Eigenhaar können Sie den Dutt mit einem dickeren Kunstzopf umgeben.

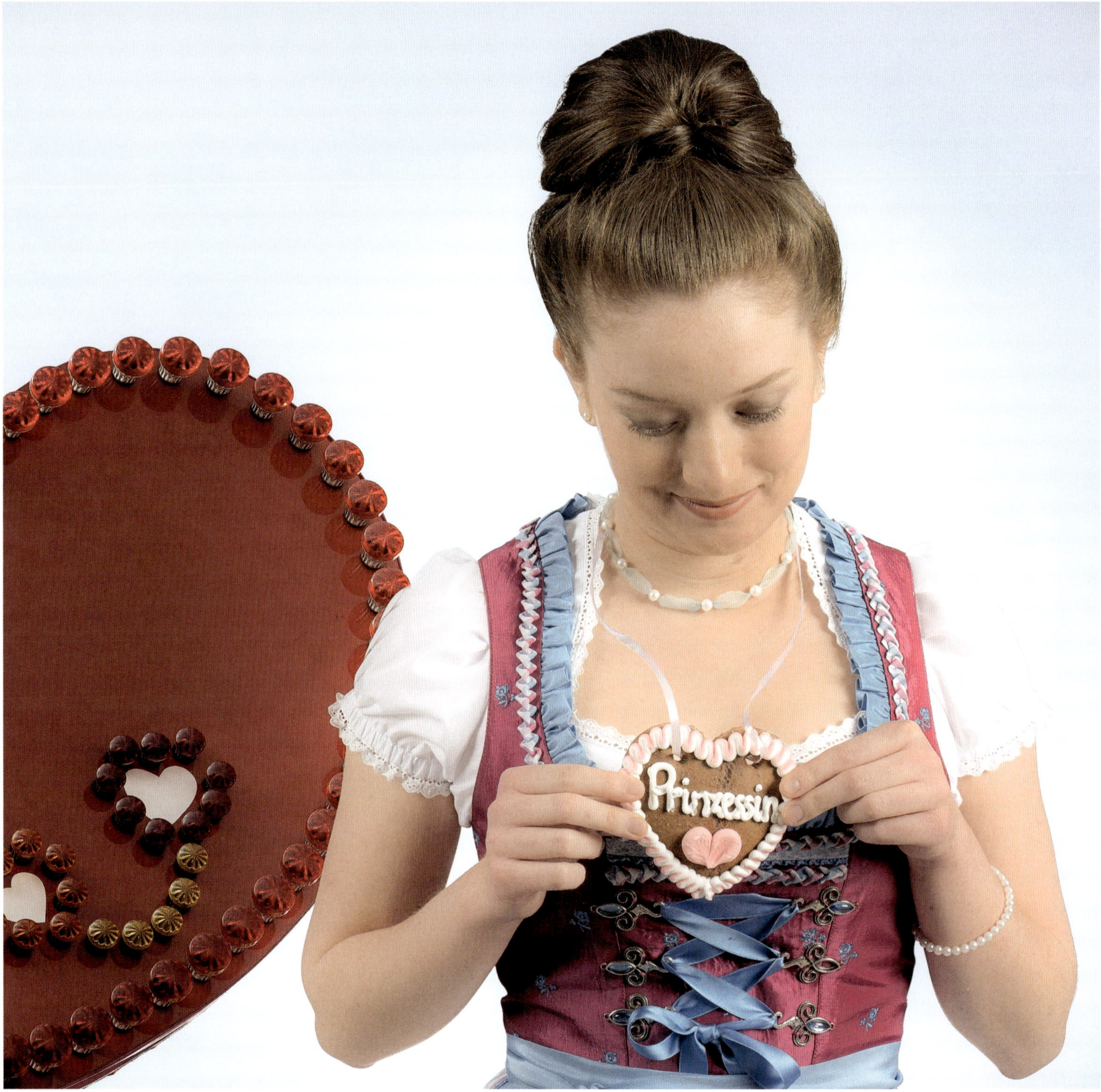
Prinzessin

UPSIDE-DOWN
mit Oberkopfdutt

Schwierigkeit

Material
Haarbürste, Toupierkamm, Haarklammern ,
Haarspray, eventuell Duttkissen

Empfehlung für die Haarlänge
Schulter- bis Taillenlänge

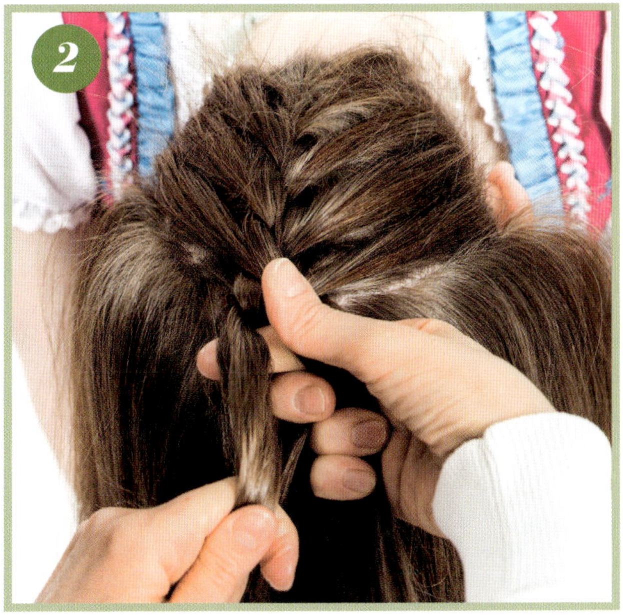

1. Halten Sie Ihren Kopf nach unten und bürsten Ihre Haare gut durch.

2. Flechten Sie einen französischen Zopf vom Nacken bis zum oberen Hinterkopf und fixieren Sie den Zopf mit einem kleinen Haargummi.

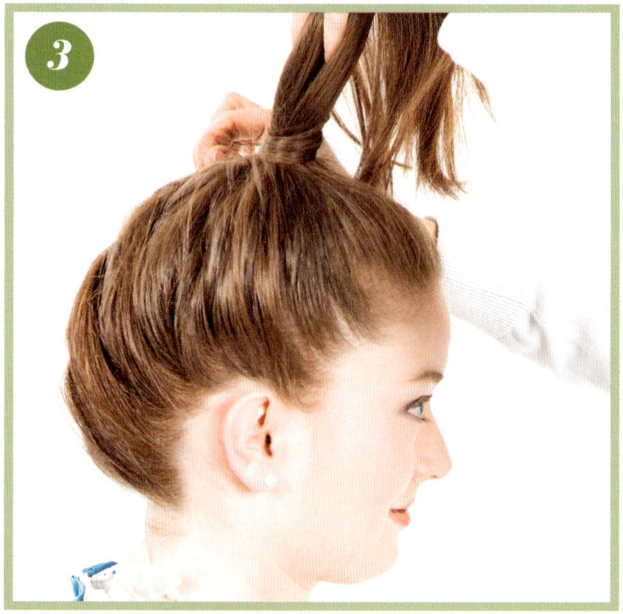

3. Binden Sie die restlichen Haare unmittelbar über dem Ende des französischen Zopfes als Pferdeschwanz zusammen.

4. Toupieren Sie den Pferdeschwanz und glätten Sie die Oberfläche.

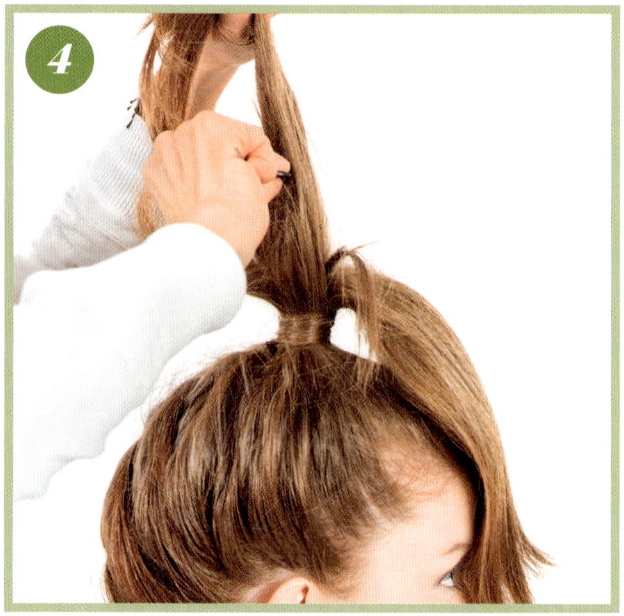

TIPP

Sie können den Pferdeschwanz als normalen Zopf flechten, den Sie dann zu einem Dutt zusammenstecken. Wenn Sie kürzere Haare haben, verwenden Sie ein kleines Haarkissen als Unterlage. Sie brauchen die Zopfhaare nur toupiert darüberzuziehen und festzustecken.

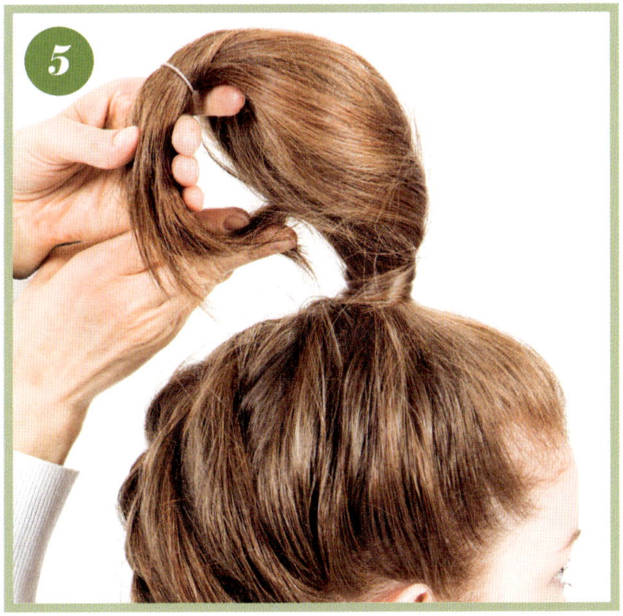

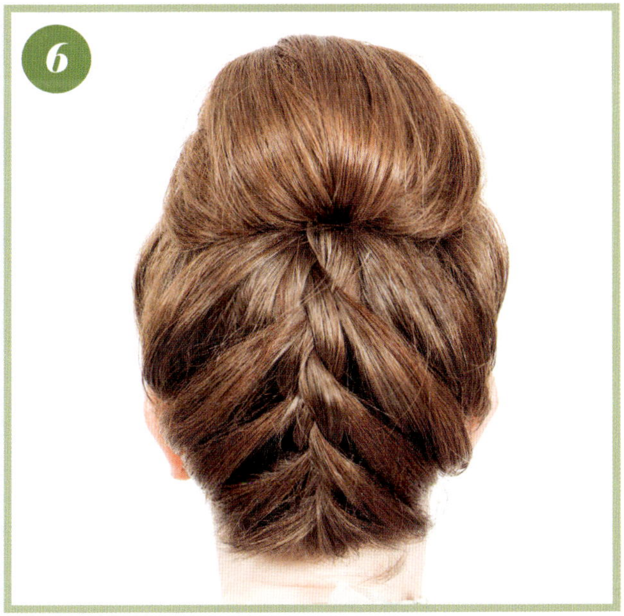

5. Rollen Sie das toupierte Haar ein und formen Sie einen Dutt, den Sie anschließend mit Haarklammern befestigen. Verstecken Sie das Zopfende unter dem Dutt.

6. Fixieren Sie die Frisur mit Haarspray.

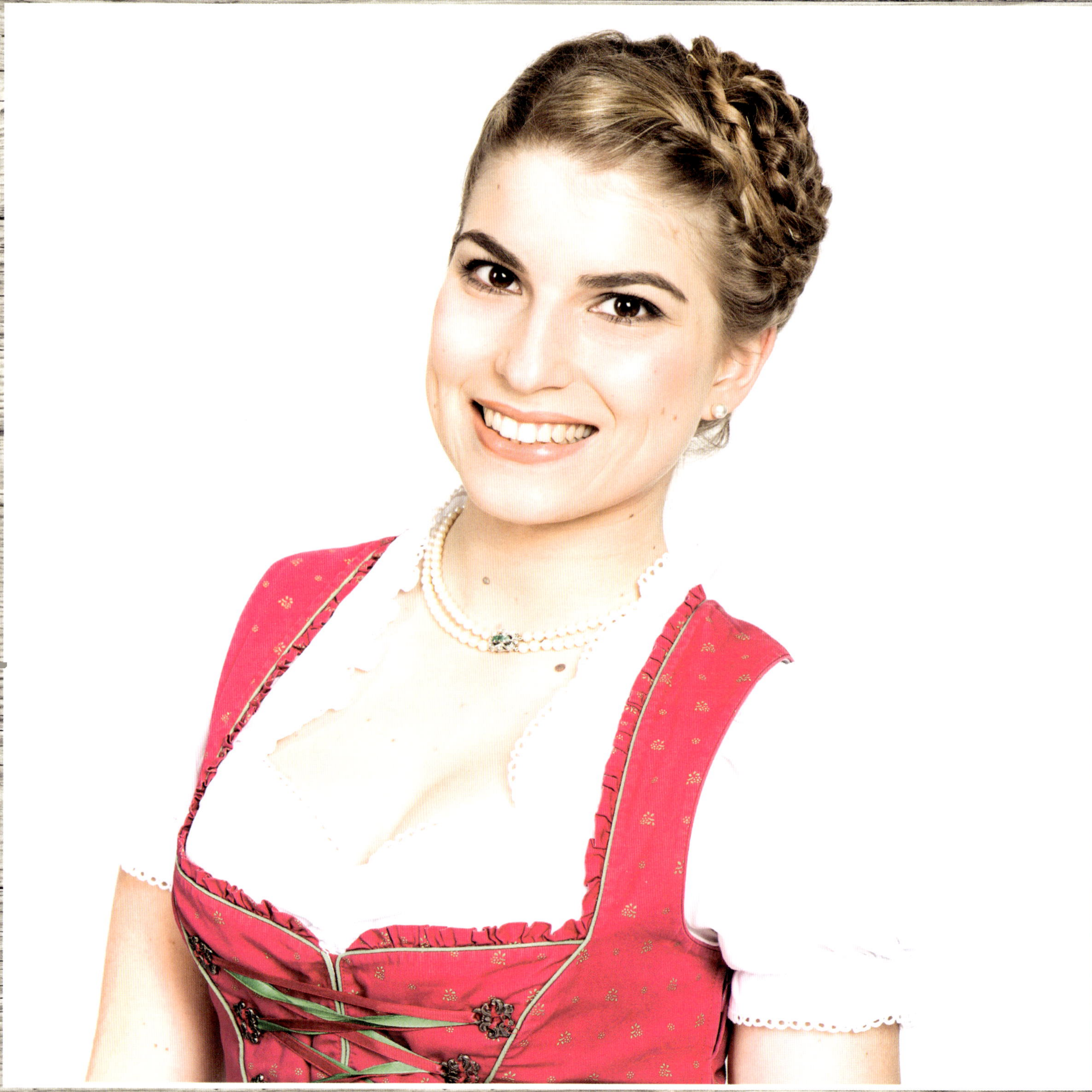

Französische ZOPFVARIATION

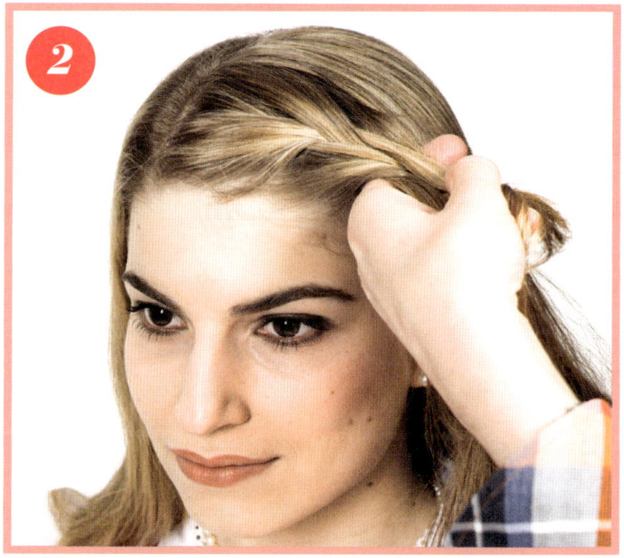

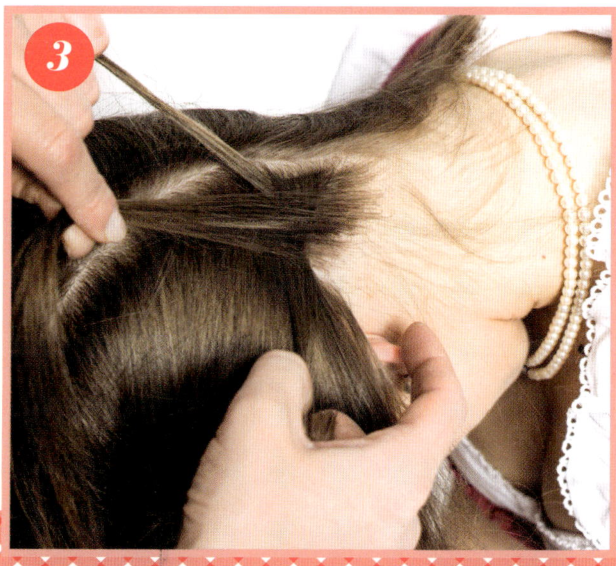

Schwierigkeit

Material

Stielkamm, kleines Haargummi, Haarklammern oder Haarnadeln, Haarspray

Empfehlung für die Haarlänge

Schulter- bis Taillenlänge

1. Kämmen Sie die Haare gut durch und ziehen Sie einen Seitenscheitel.

2. Flechten Sie vom Seitenscheitel bis in den Nacken einen ca. 5 cm breiten französischen Zopf und befestigen Sie ihn mit einem kleinen Haargummi.

3. Beugen Sie Ihren Kopf nach unten und flechten Sie einen französischen Zopf vom Nacken bis zum Oberkopf und danach normal zu Ende.

4. Flechten Sie die restlichen Haare zu einem französischen Zopf. Beginnen Sie am Oberkopf und flechten Sie bis zum Nacken. Befestigen Sie die Haare mit einem kleinen Haargummi.

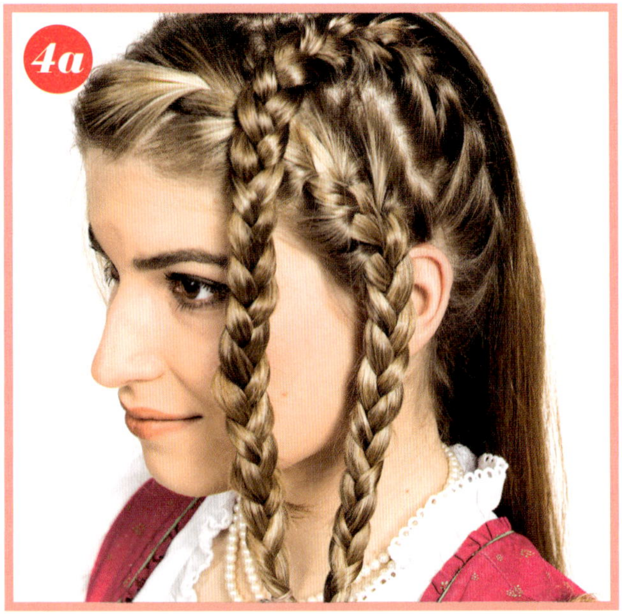

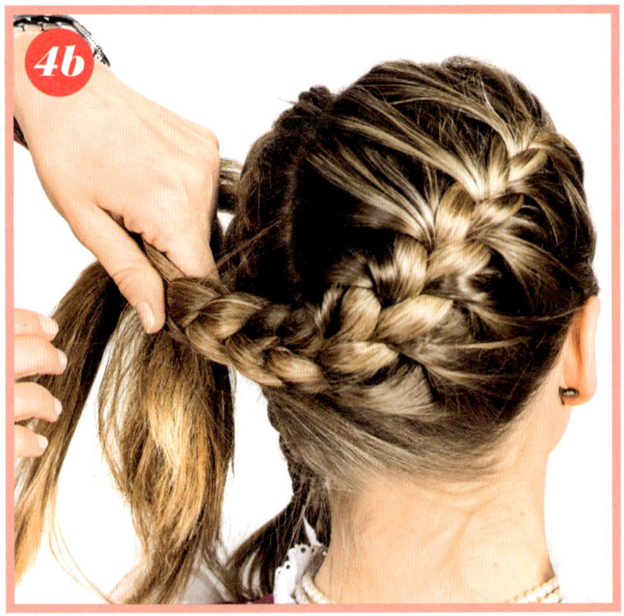

TIPP

Diese Frisur eignet sich hervorragend für Stufenhaarschnitte. Sollten Ponystufen herausfallen, können Sie diese bewusst betonen.

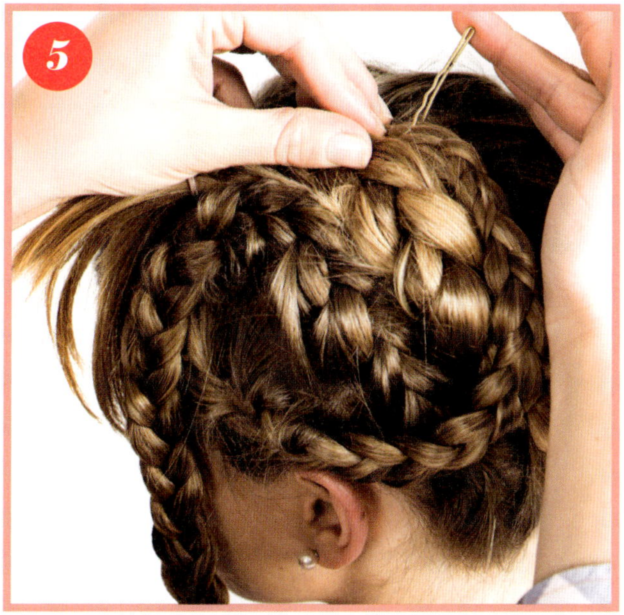

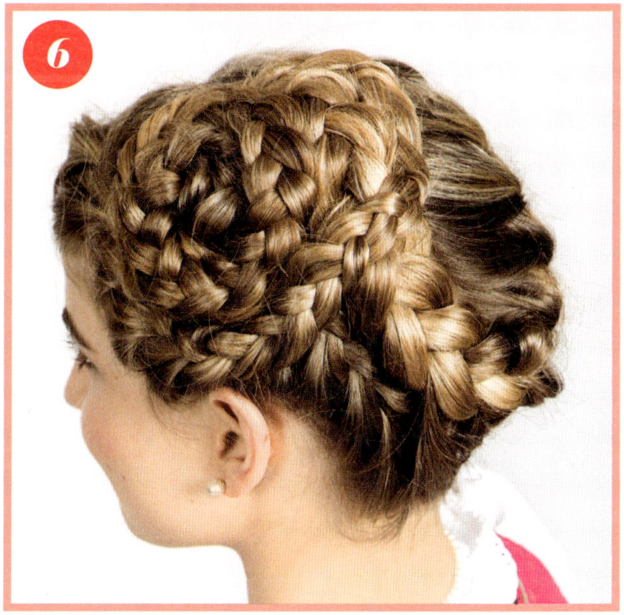

5. Legen Sie die Zopfenden beliebig auf der linken Seite nebeneinander und stecken Sie sie mit Haarnadeln oder Haarklammern fest.

6. Fixieren Sie die Frisur mit Haarspray.

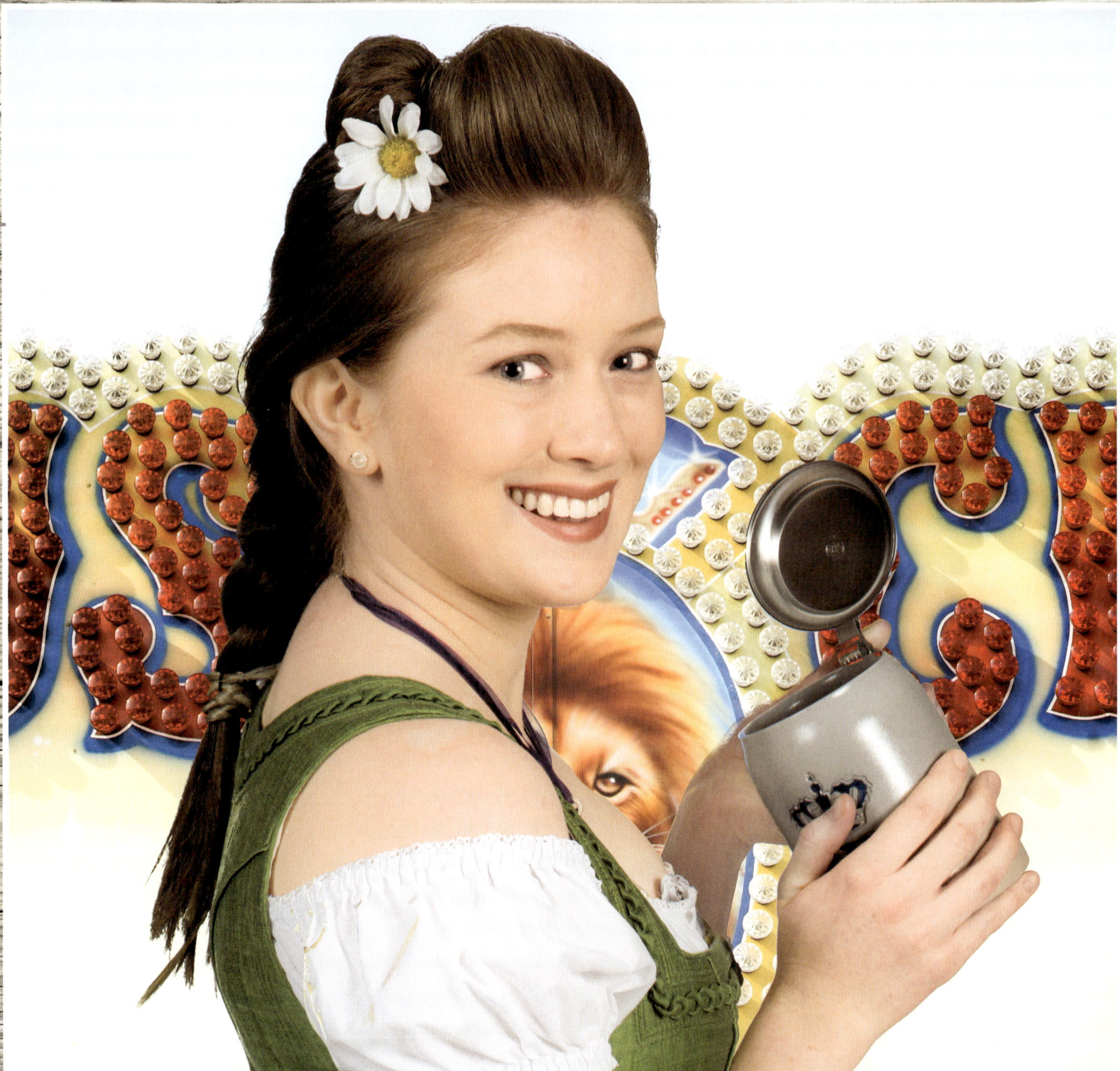

FRANZÖSISCHER ZOPF *mit Tolle*

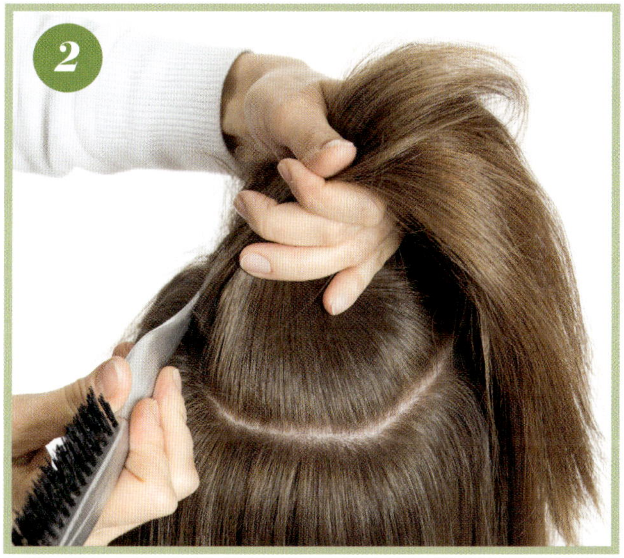

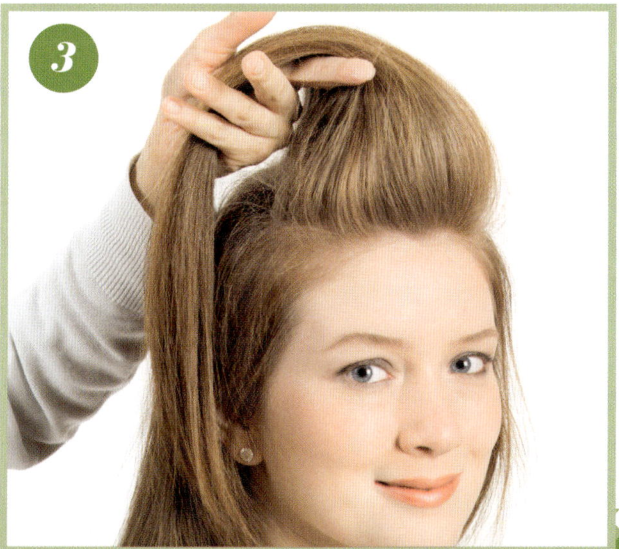

Schwierigkeit

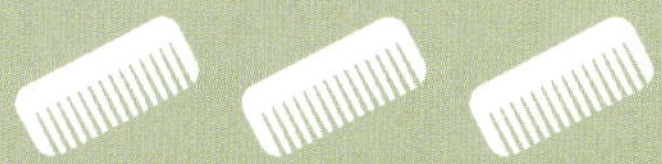

Material
Stielkamm, Toupierkamm, kleine Haargummis, Lockeneisen, Haarspray, Haarklammern, Kunsthaarzöpfe

Empfehlung für die Haarlänge
Schulter- bis Taillenlänge

1. Kämmen Sie die Haare gut durch.

2. Teilen Sie eine große Haarpartie vom kompletten Stirnbereich bis zum höchsten Punkt des Oberkopfes ab.

3. Toupieren Sie die abgeteilte Haarpartie und glätten Sie anschließend die Oberfläche.

4. Befestigen Sie die Strähne etwa 15 cm vom Haaransatz mit einem Haargummi. Das Gummi dient der Orientierung, Sie können es nach dem Fixieren mit Haarklammern verstecken oder wieder entfernen.

5. Drehen Sie das Ende der Strähne mit einem Lockeneisen auf und besprühen Sie sie mit hitzebeständigem Haarspray.

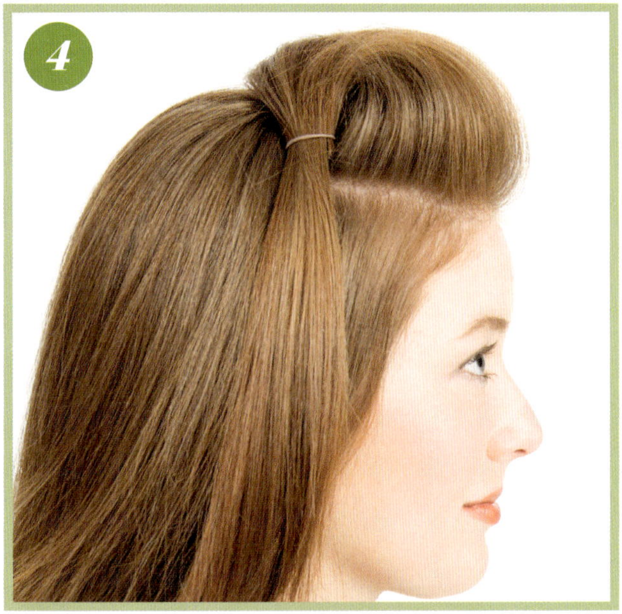

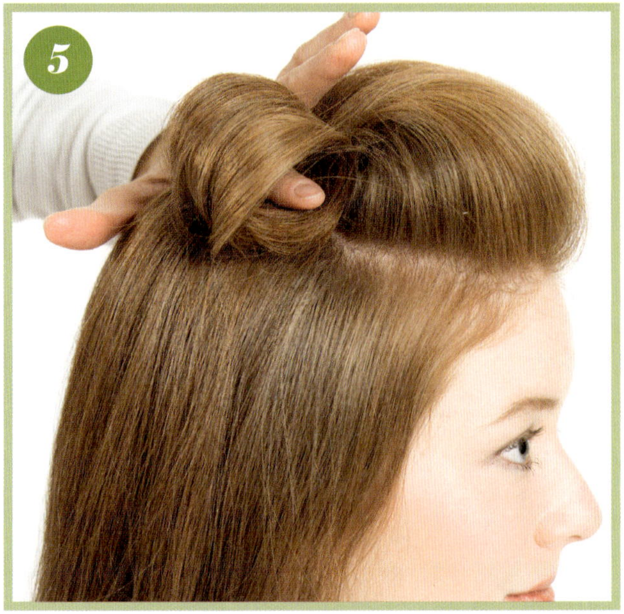

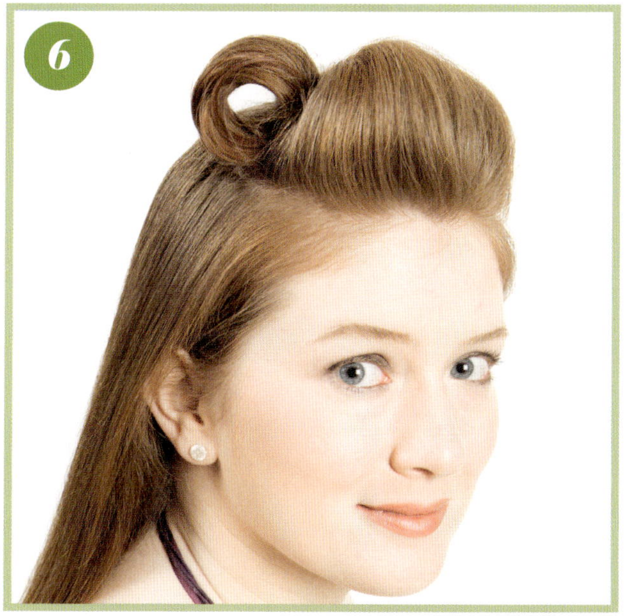

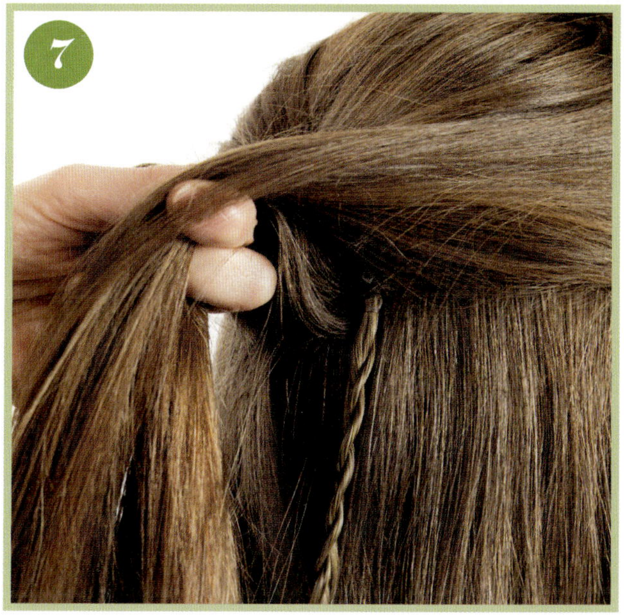

6. Stecken Sie die Locke mit einer Haarklammer fest.

7. Teilen Sie die restlichen Haare in drei Teile und stecken Sie darunter drei künstliche Zöpfe fest.

8. Flechten Sie einen französischen Zopf.

9. Verschließen Sie den französischen Zopf mit einem der Kunstzöpfe.

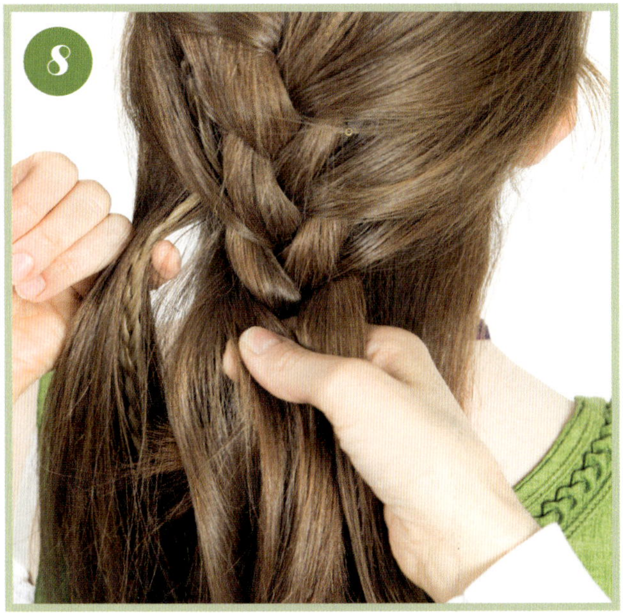

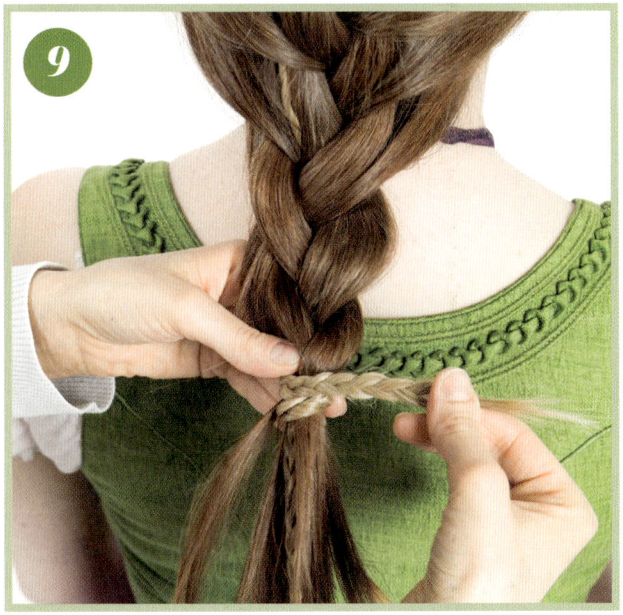

TIPP

Die Haarspitzen der Tolle können auch unter der Tolle platziert werden, sodass keine Locke vorhanden ist. Anstelle von Kunstzöpfen können Sie auch kleine Zöpfe aus Ihrem eigenen Haar flechten.

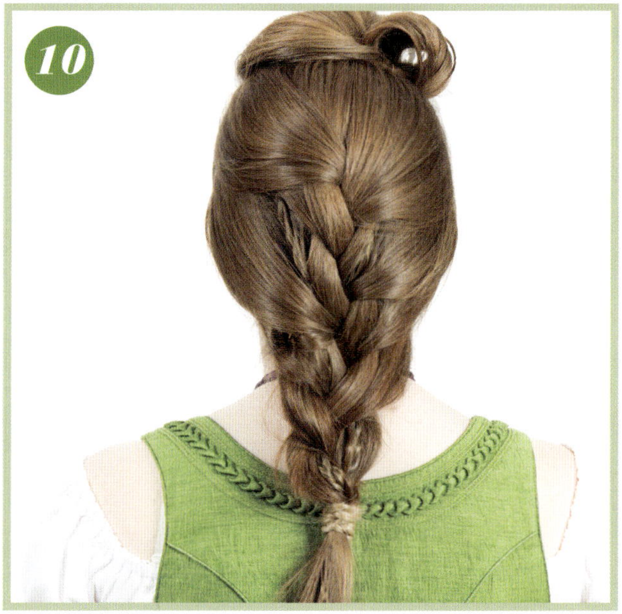

10. Fixieren Sie die Frisur mit Haarspray.

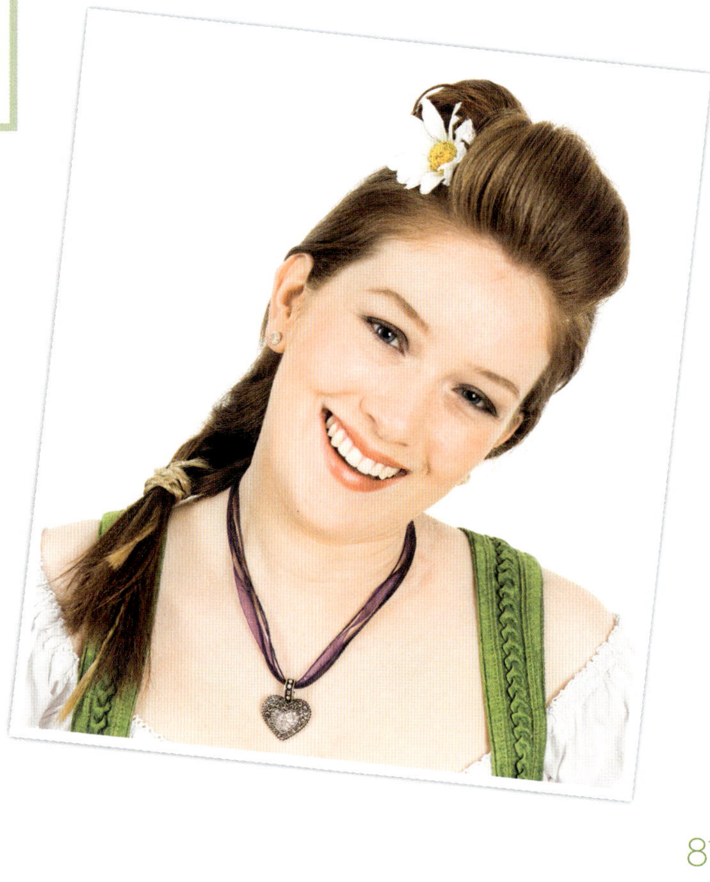

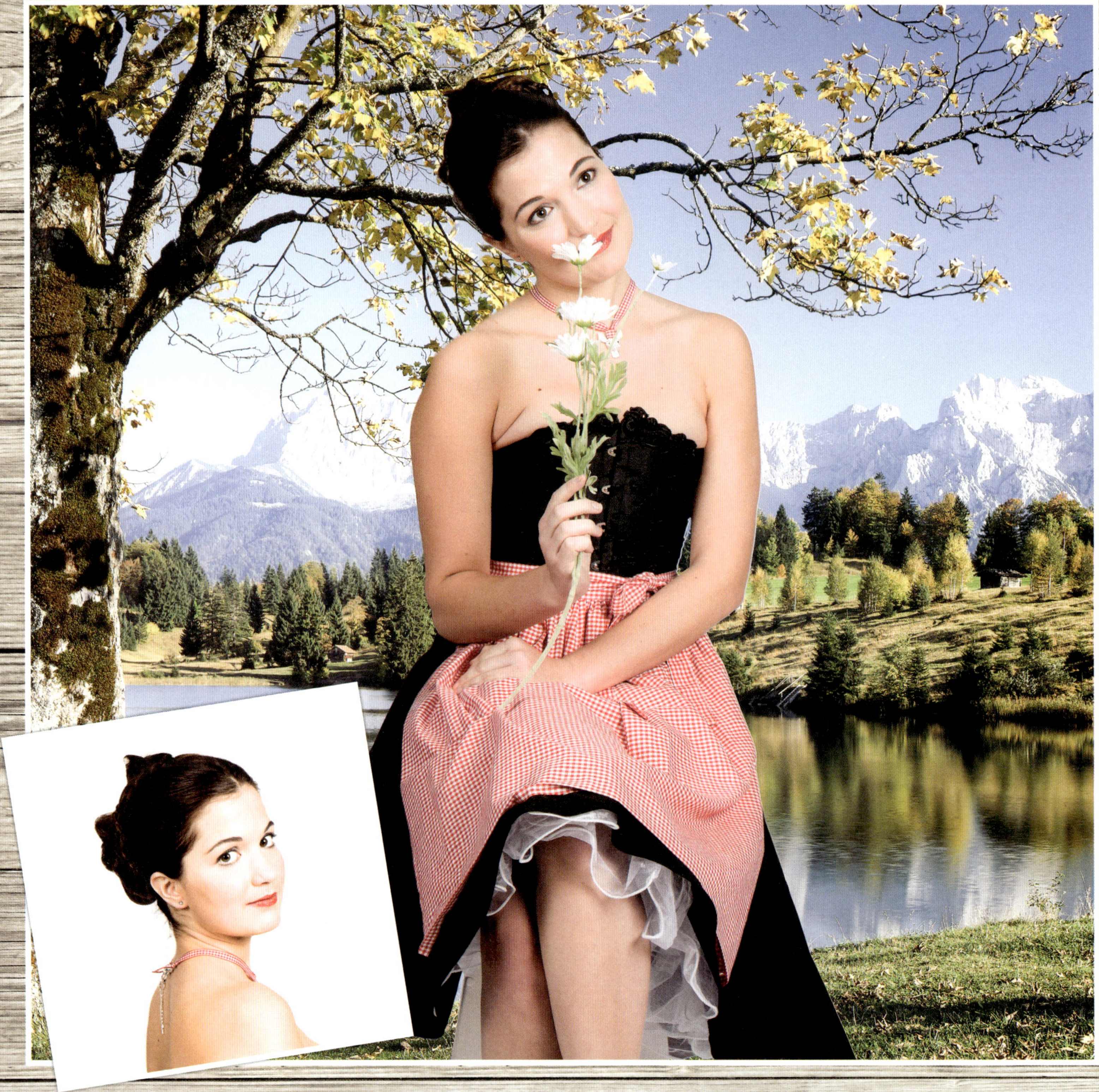

HOCHSTECKFRISUR
mit kleinen Dekozöpfen

1. Kämmen Sie die Haare gut durch.

2. Teilen Sie die Haare scheitelfrei ab und binden drei Zöpfe, beginnend am Oberkopf in Richtung Nacken.

Schwierigkeit

Material
kleine Haargummis, Haarclips, Toupierkamm, Haarspray, Haarnetze, Haarklammern, Haarnadeln

Empfehlung für die Haarlänge
Brust- bis Hüftlänge

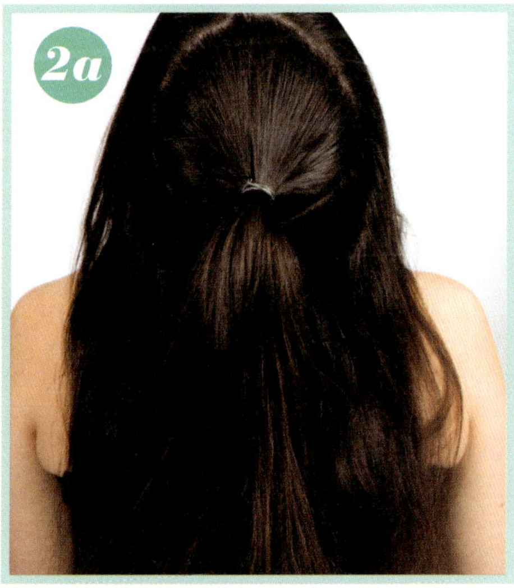

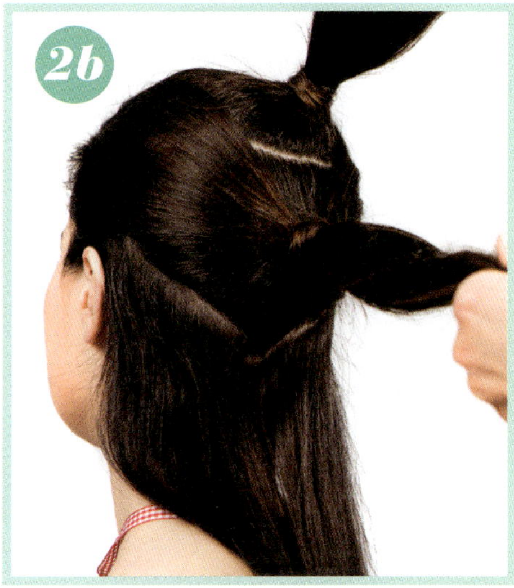

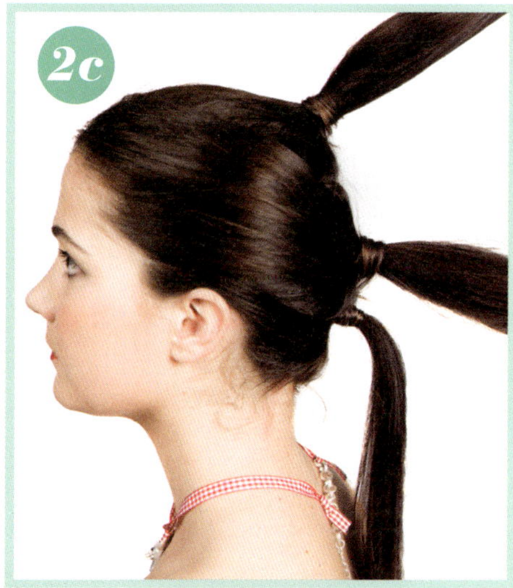

3. Nehmen Sie aus jedem Zopf eine dickere Strähne und fixieren Sie diese locker an der Seite mit einem Clip.

4. Toupieren Sie die drei Zöpfe reichlich und glätten Sie anschließend die Oberfläche mit Kamm und etwas Haarspray.

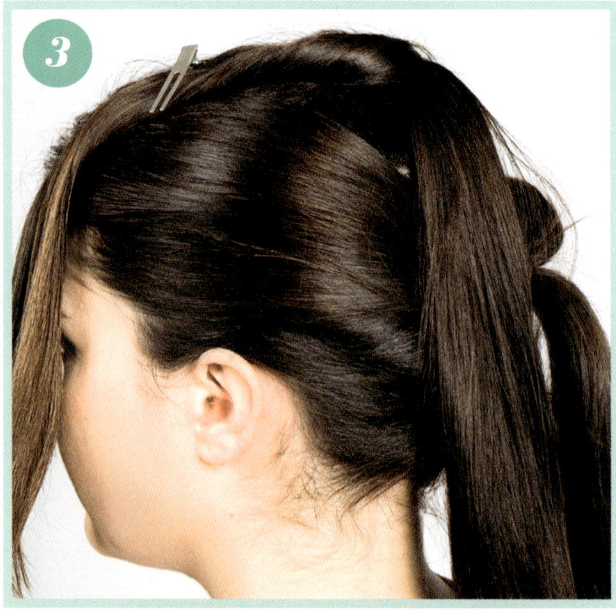

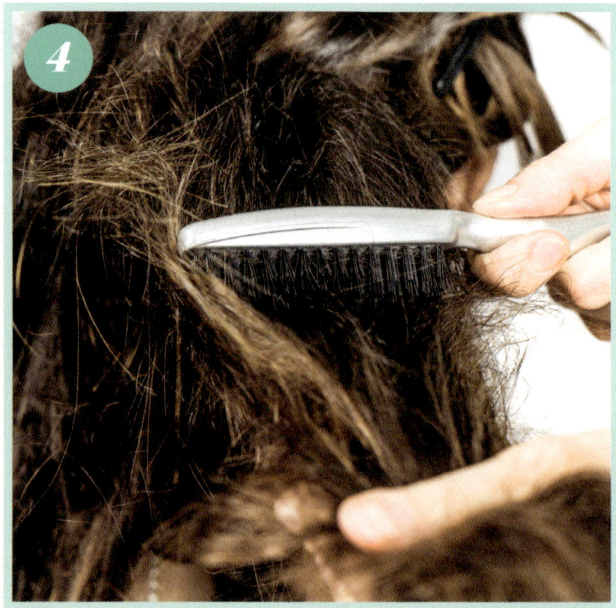

TIPP

Sie können anstatt mit drei Zöpfen auch mit einem oder zweien arbeiten. Prinzipiell gilt: Je länger und dicker das Haar ist, desto mehr Zöpfe sind notwendig.

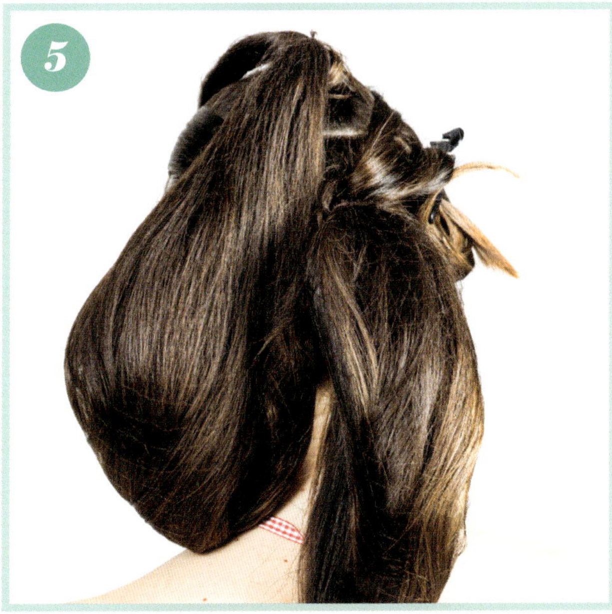

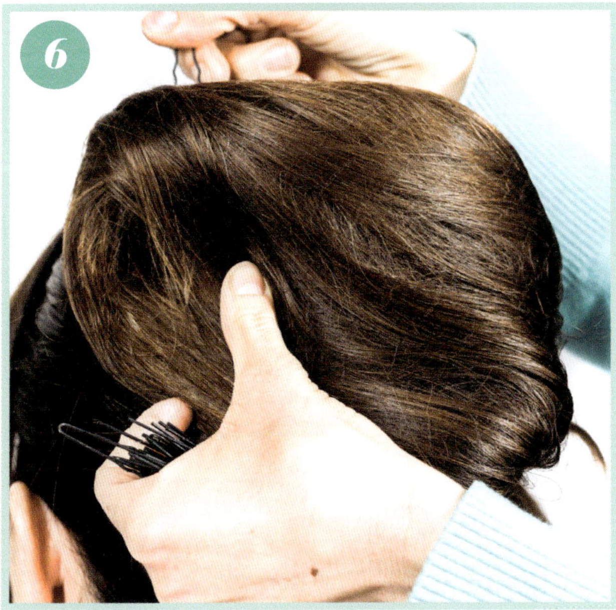

5. Befestigen Sie die Haarnetze um die toupierten Zöpfe. Die Haarklammer wird dabei unter das Haargummi gesteckt. Das Netz packt die toupierten Zöpfe wie ein Säckchen ein.

6. Stecken Sie das Haarsäckchen individuell mit Haarnadeln fest.

7. Teilen Sie die abgeteilten Strähnen nochmals ab und flechten Sie sie zu Zöpfen.

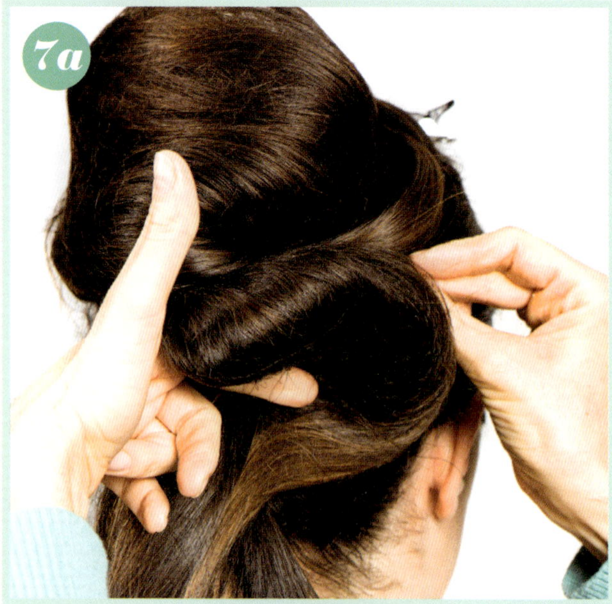

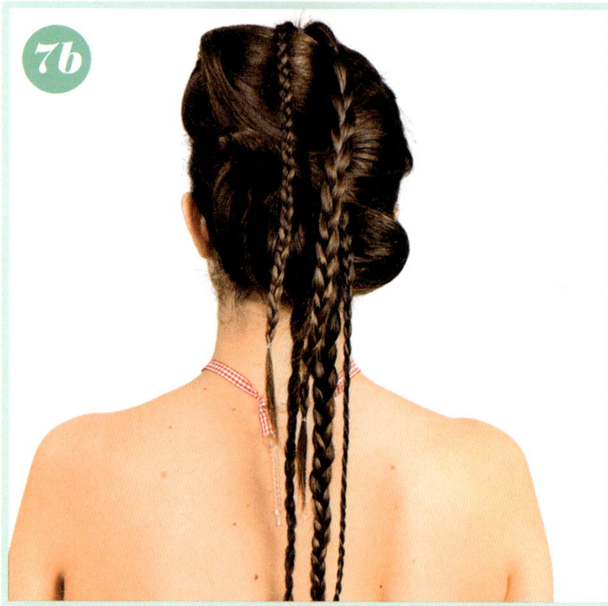

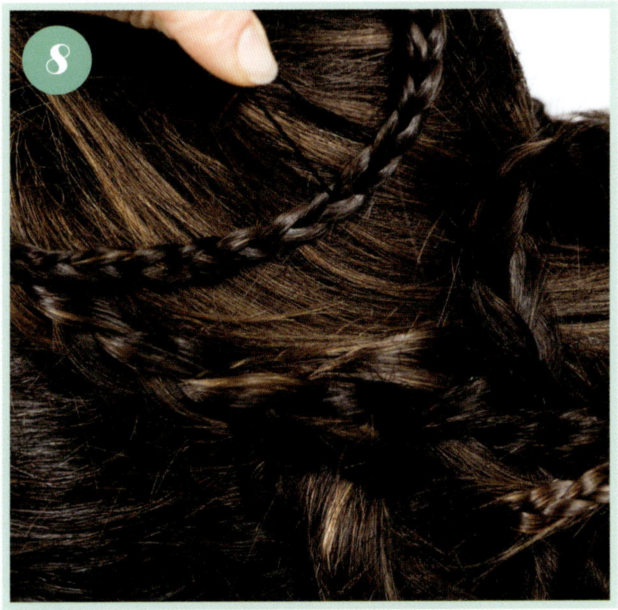

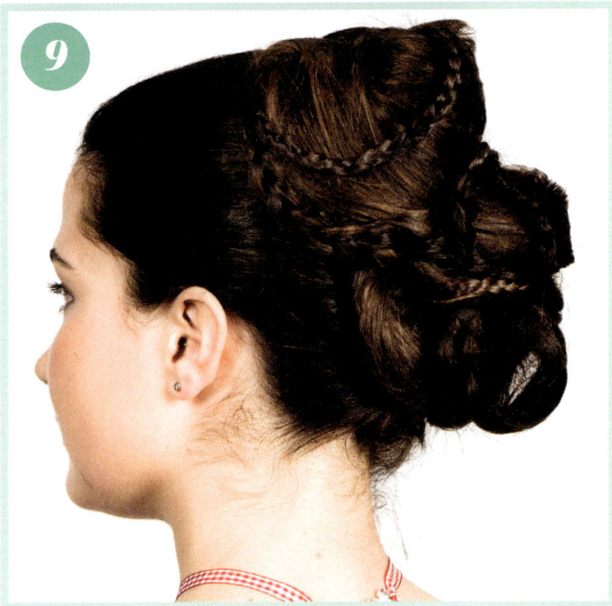

8. Dekorieren Sie die kleinen Zöpfe um die Hochsteckfrisur.

9. Fixieren Sie die Frisur mit Haarspray.

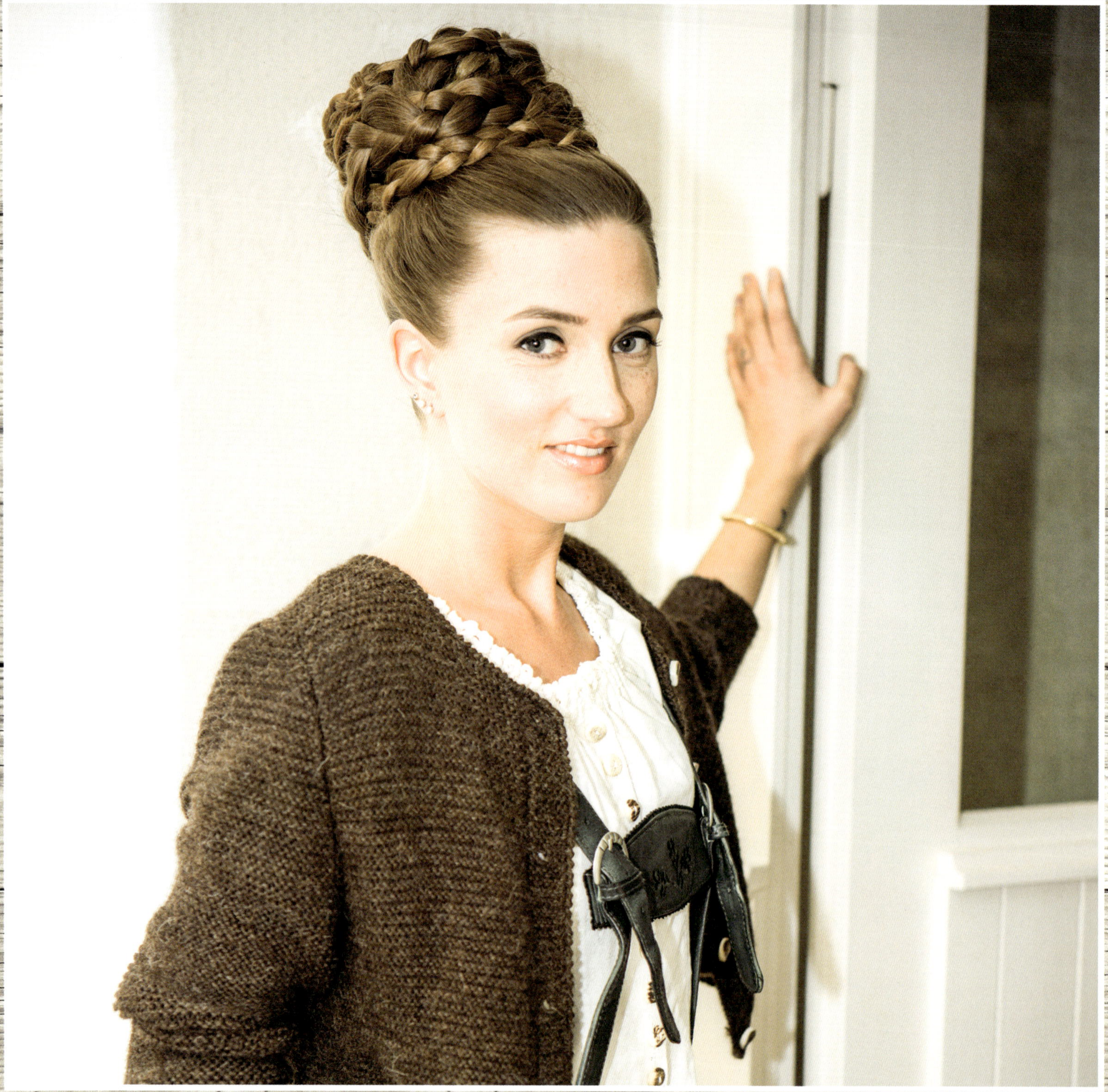

Großer FLECHTDUTT

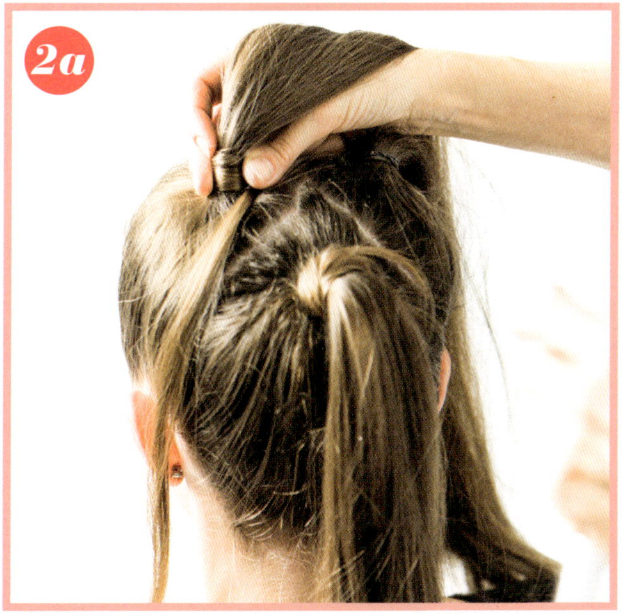

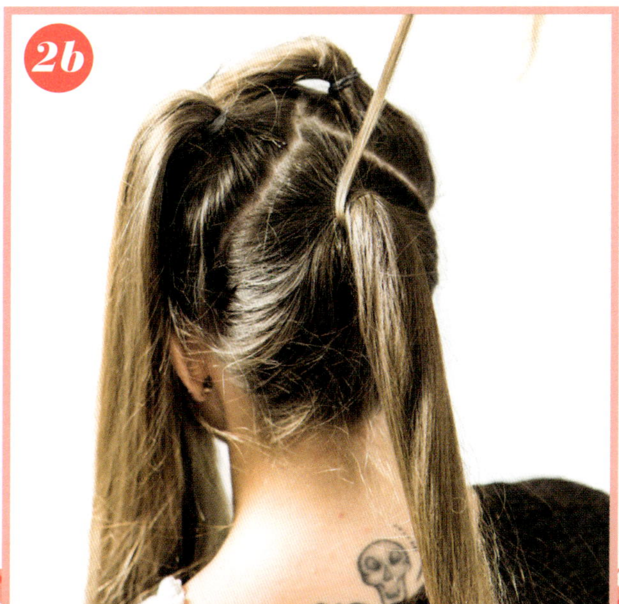

Schwierigkeit

Material
Stielkamm, kleine Haargummis, Haarteil, Haarnadeln, Haarklammern

Empfehlung für die Haarlänge
Brust- bis Hüftlänge

1. Kämmen Sie die Haare gut durch.

2. Teilen Sie die Haare scheitelfrei in drei Partien ab und binden Sie drei Zöpfe, die am Oberkopf in Form eines Dreiecks liegen sollten.

3. Flechten Sie die drei Zöpfe.

4. Legen Sie ein Haarteil zwischen die drei Zöpfe und fixieren Sie es mit Haarnadeln oder Haarklammern.

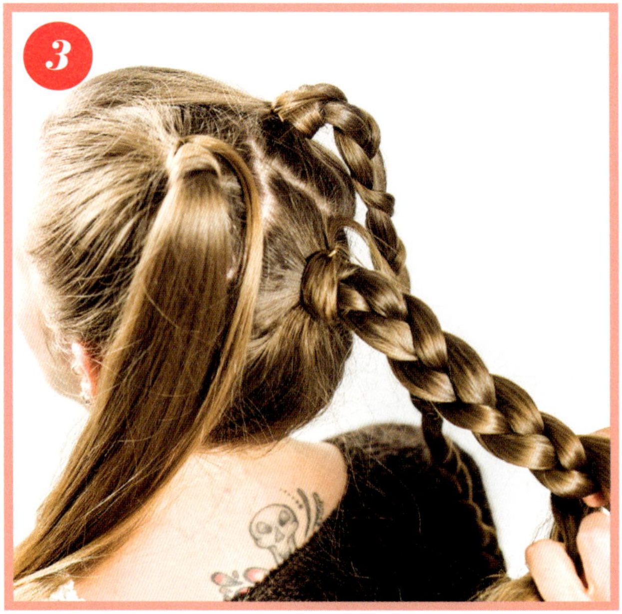

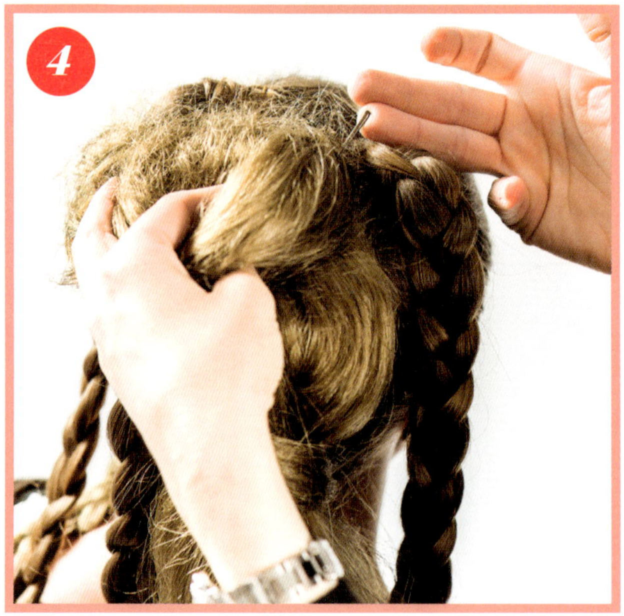

TIPP

Für einen kleineren Aufbau lassen Sie das Haarteil weg und setzen die Zöpfe enger zusammen.

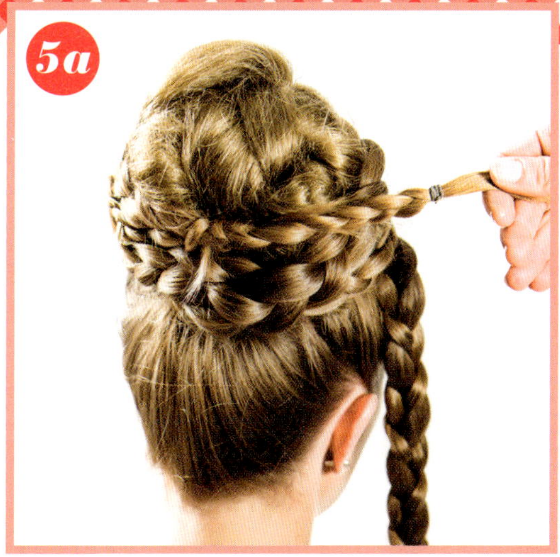

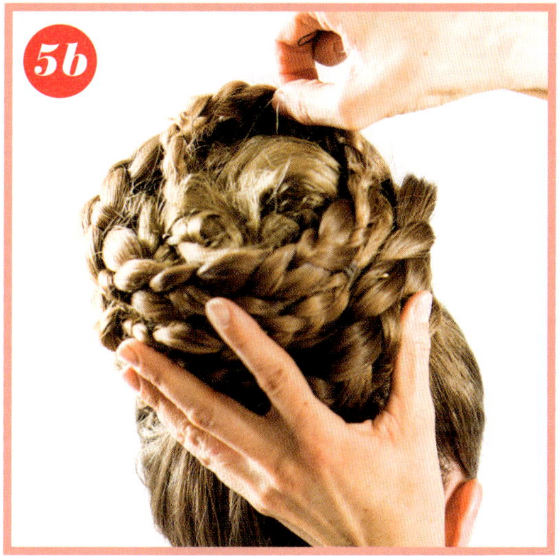

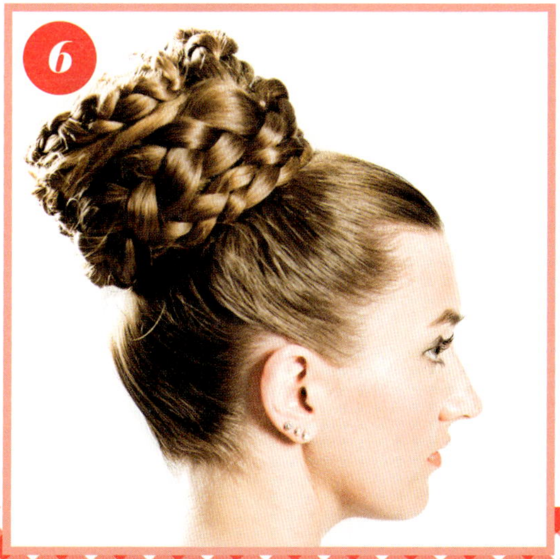

5. Legen Sie die geflochtenen Zöpfe um das Haarteil herum und fixieren Sie die einzelnen Zöpfe mit Haarklammern oder Haarnadeln.

6. Fixieren Sie die Frisur mit Haarspray.

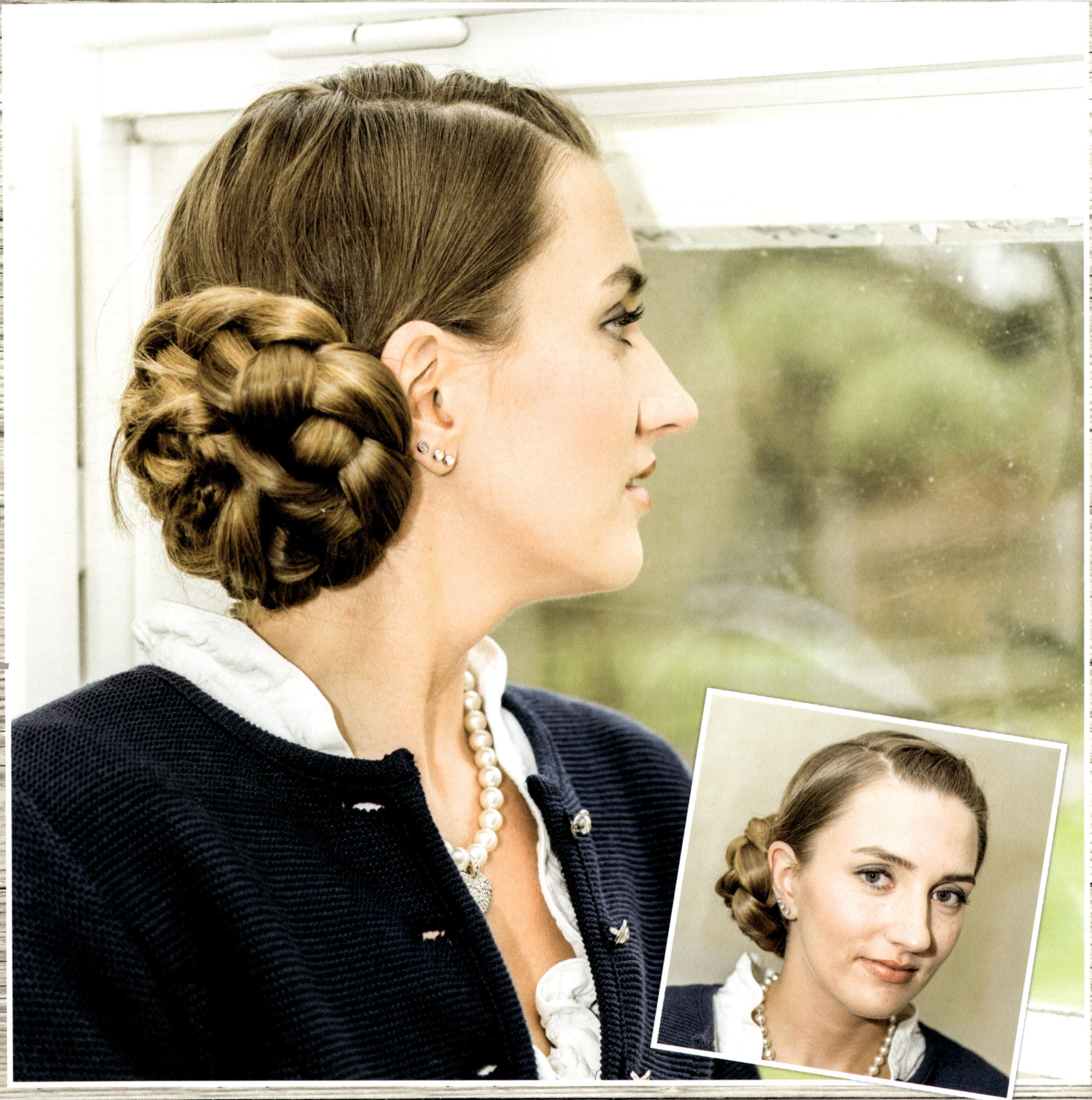

BLUMENSCHNECKE

Schwierigkeit

Material

Stielkamm, Haarclips, kleine Haargummis, Haarklammern oder Haarnadeln, Haarspray

Empfehlung für die Haarlänge

Schulter- bis Hüftlänge

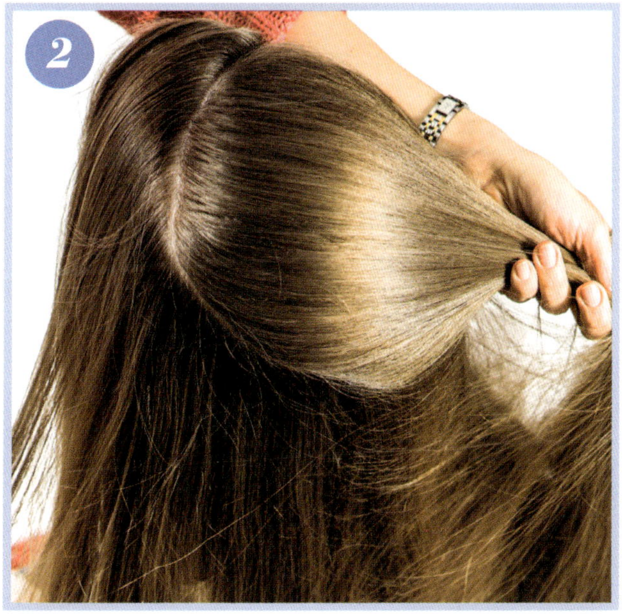

1. Kämmen Sie die Haare gut durch.

2. Teilen Sie die Haare auf einer Kopfhälfte kreisförmig ab und befestigen Sie den Bereich mit einem Clip.

3. Flechten Sie aus dem restlichen Haar einen französischen Zopf in Richtung des abgeteilten Haars, beginnend am Seitenscheitel und endend an der rechten Nackenseite. In Höhe des linken Ohrläppchens nehmen Sie Strähnen aus der abgeteilten Haarpartie nach und nach mit auf.

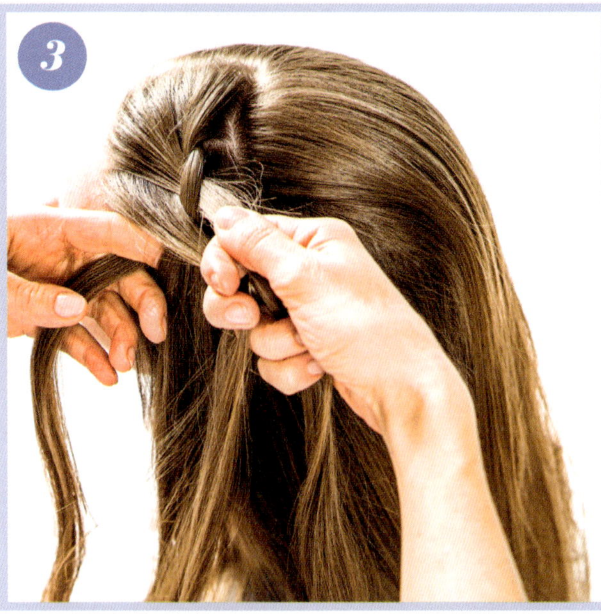

4. Flechten Sie den Rest des Zopfes normal weiter und fixieren Sie das Ende mit einem kleinen Gummi.

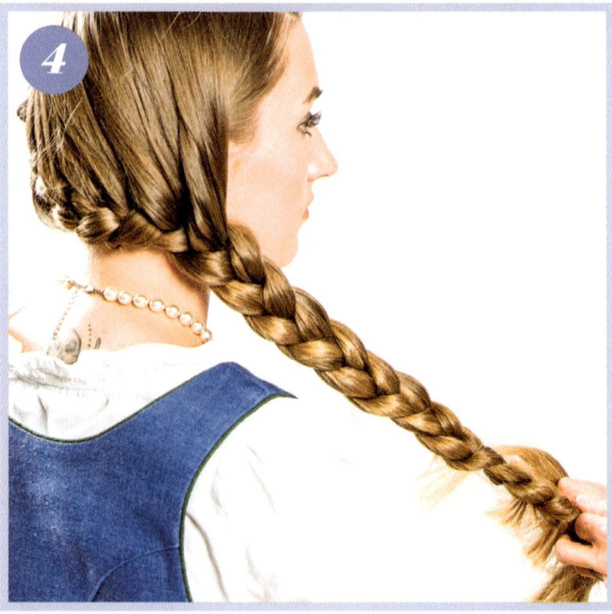

TIPP

Dieses romantische Flechtwerk kann sehr gut mit einem feinen Haarschmuck kombiniert werden. Lange Haare ergeben eine große Schnecke, kürzere eine kleine Schnecke.

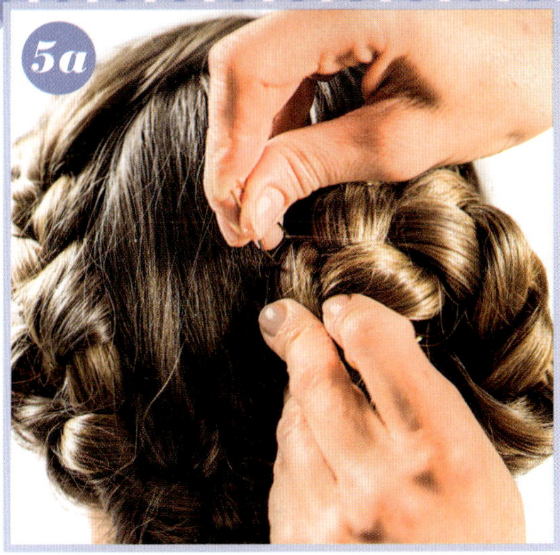

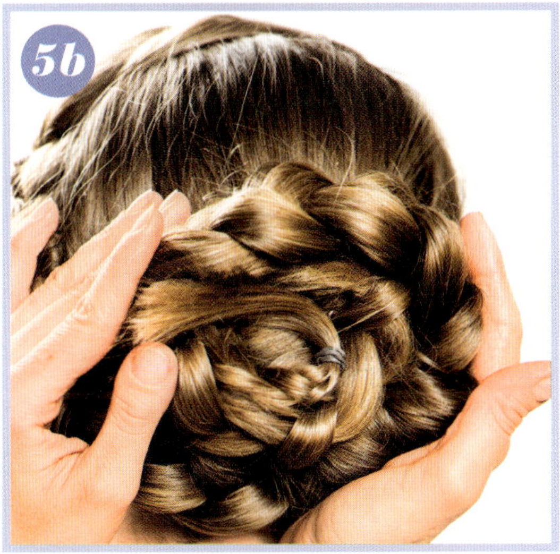

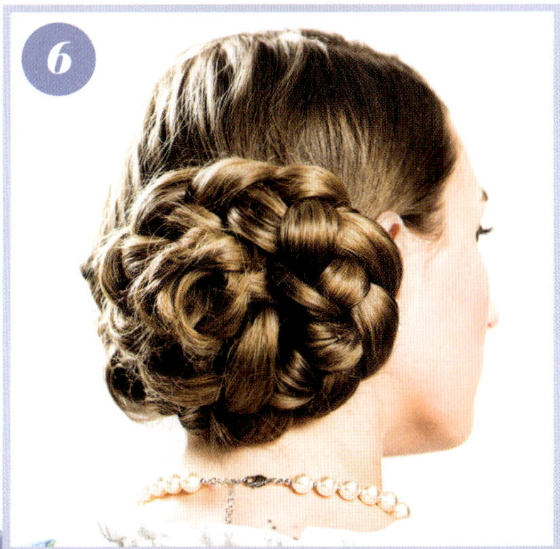

5. Drehen Sie den losen Endzopf zu einer Schnecke auf und fixieren Sie sie mit Haarklammern oder Haarnadeln. Verstecken Sie das Zopfende in der Schnecke.

6. Fixieren Sie die fertige Frisur mit Haarspray.

Die Autorin

Annabell Fiebiger ist gelernte Friseurin, Schneiderin und Visagistin. Sie arbeitet als selbstständige Fotografin und Make-up-Artist in Neusäß bei Augsburg. Hier gibt sie u. a. Workshops zu den Themen Fotografie, Make-up, Hairstyling und Flechtfrisuren.

www.annabellfiebiger.de

Bildnachweis

Fotos: mauritius images/Anna Valentin (Annabell Fiebiger)

Illustrationen: Fotolia.com: © Aleksandra Novakovic (Kamm), © Anja Kaiser (Blumen, Schnörkel), © MK-Photo, © picsfive (Holzhintergrund)